常见慢性病防治
知识读本

赵文华　主编

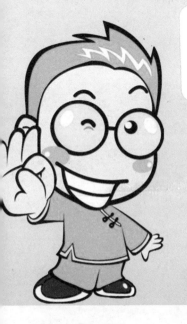

U0323535

中国环境出版集团·北京

图书在版编目（CIP）数据

常见慢性病防治知识读本 / 赵文华主编 .—北京：中国环境出版集团，
2018.11

（新农村健康教育系列丛书）

ISBN 978-7-5111-3512-4

Ⅰ . ①常… Ⅱ . ①赵… Ⅲ . ①常见病－慢性病－防治 Ⅳ . ① R4

中国版本图书馆 CIP 数据核字（2018）第 016560 号

出 版 人　武德凯
策划编辑　徐于红
责任编辑　赵楠婕
责任校对　任　丽
封面设计　几至工作室

出版发行　中国环境出版集团（100062 北京市东城区广渠门内大街16号）
　　　　　网　　址：http://www.cesp.com.cn
　　　　　电子邮箱：bjgl@cesp.com.cn
　　　　　联系电话：010-67112765　编辑管理部
　　　　　　　　　　010-67162011　生态分社
　　　　　发行热线：010-67125803　010-67113405（传真）
印　　刷　北京中科印刷有限公司
经　　销　各地新华书店
版　　次　2018年11月第1版
印　　次　2018年11月第1次印刷
开　　本　880×1230　1/32
印　　张　5.125
字　　数　100千字
定　　价　26.00元

《新农村健康教育系列丛书》

丛书总策划

总策划：刘剑君　罗永席

策　划：么鸿雁　陶克菲　徐于红

丛书总编委

丛书主编：刘剑君

丛书副主编：么鸿雁　赵文华　陶　勇

　　　　　　钱　玲　吕　青

丛书秘书：郑文静　王琦琦

丛书编写办公室

主　任：徐于红

副主任：赵　艳

成　员：俞光旭　赵楠婕　王　菲

《常见慢性病防治知识读本》 编委会

主　编：赵文华

副主编：王卓群　李　园　陈晓荣

编　委：（按姓氏笔画排序）

丁贤斌　王　芳　王卓群　王静雷

左惠娟　朱　冉　邢秀雅　张永青

张晓畅　李　园　杨　艺　杨　静

陈叶纪　陈晓荣　赵文华　赵艳芳

潘晓群

序

健康是促进人全面发展的必然要求，是经济社会发展的基础条件。随着我国疾病谱、生态环境、生活方式的不断变化，城乡居民的健康问题也日益复杂，面临多重疾病威胁并存、多种健康影响因素交织等诸多问题。当前，受经济发展、生产生活环境、卫生条件和健康设施等诸多因素影响，广大农村地区面临的健康问题更加严重，农村居民获取的卫生和健康知识不足、渠道有限，对健康教育的需求也非常迫切。

在中国疾病预防控制中心和中国环境出版集团的共同努力下，我们精心策划出版了这套《新农村健康教育系列丛书》，旨在为农村居民了解和学习卫生健康知识提供专业指导，通过最适合当前广大农村地区实际情况的健康知识传播途径，针对主要的健康问题，开展有效地健康教育，并通过倡导健康文明的生活方式、培养自主自律的健康行为、营造健康支持性环境，对农村居民的个人健康、生活质量和家庭幸福产生积极的促进作用，以支持广大农村地区开展健康教育工作。

本丛书有三个鲜明特点：一是深入浅出。以农村居民为主要读者群体，通俗易懂地讲述健康知识。二是图文并茂。采用插图和照片等多种方式，传递健康信息。三是实用有趣。通过故事性地叙述，形象生动地呈现农村居民生产生活中的实用知识。我们衷心期待本丛书能为广大农村居民获取健康知识、改善生活质量发挥积极的促进作用，并推动全社会更加关心、关注、关爱广大农村地区的健康事业发展！

本丛书第一辑推出农业伤害预防、儿童健康、妇女健康、老年健康、营养、理性饮酒、环境、常见慢性病防治和结核病防治九本知识读本，从不同方面为农村居民介绍卫生健康知识，全方位提供专业指导。

《新农村健康教育系列丛书》编委会

目　录

第一章　慢性病与健康

1. 衡量健康的十条标准 2

2. 中国居民面临的重要健康问题——慢性病 3

3. 慢性病是"富贵病"吗？ 4

4. 想要延年益寿从健康生活方式做起 6

5. 您会管理自己的健康吗？ 8

6. 大部分慢性病是可防可控的 10

7. "借我一双慧眼"来获取正确的健康信息吧！................11

第二章　肥胖

8. 超重、肥胖对健康有哪些影响？ 14

9. 您的体重属于超重还是肥胖？ 15

10. 您是哪一类胖子？ 16

11. 如何维持健康体重？ 18

12. 超重了怎么办？ 19

13. 胖娃娃长大更容易患病哦！ 20

14. 谈谈常见的减肥误区 22

第三章　高血压

15. 您最近一次测量的血压是多少？..................................25

16. 怎样测量血压？..26

17. 什么是高血压？..27

18. 什么样的人容易患高血压？....................................28

19. 高血压有什么危害？..29

20. 以健康生活方式防控高血压....................................31

21. 得了高血压怎么办？..33

22. 治疗高血压的药物有哪些？....................................35

23. 怎样配合医生的健康管理？....................................36

24. 与高血压和平共处..37

第四章　糖尿病

25. 什么是糖尿病？..40

26. 为什么很多人不知道自己患有糖尿病？......................41

27. 什么样的人容易得糖尿病？....................................42

28. 糖尿病是健康的"甜蜜"杀手....................................43

29. 做"足"功课，预防糖尿病足....................................45

30. 控制血糖，要注意防止低血糖的发生..........................46

31. 得了糖尿病，国家将提供免费健康管理服务..................47

32. 科学监测血糖，争取早日达标..................................48

33. 综合治疗糖尿病，控制和延缓并发症进展....................49

34. 合理使用降糖药物和胰岛素，为糖尿病保驾护航............50

第五章　血脂异常

35. "血脂异常"真面目，您了解多少？.............53

36. 血脂异常：埋在体内的一颗"炸弹".............55

37. 做到四点，轻松预防血脂异常.............56

38. 胆固醇是吃进去的吗？.............58

39. 高胆固醇的食物该怎么吃？.............59

40. 他汀类药物——血脂异常和心脑血管疾病患者的

福音.............60

第六章　冠心病

41. 什么是冠心病？.............62

42. 冠心病的危害有哪些？.............63

43. 什么样的人容易患冠心病？.............67

44. 得了冠心病怎么办？.............69

45. 做了心脏支架术后就一劳永逸了吗？.............70

46. 心脏起搏器安装术后管理.............72

47. 冠心病人如何预防心梗？.............74

48. 急性心梗信号的识别及处理.............75

49. 测一测您在未来十年发生心血管疾病的风险有

多大.............77

第七章　脑卒中

50. 什么是脑卒中? 82

51. 脑卒中的危害有哪些? 83

52. 什么样的人容易患脑卒中? 84

53. 得了脑卒中应该怎么办 85

54. 脑卒中信号的识别及处理 87

55. 脑卒中的预防和控制有哪些措施? 89

56. 脑卒中的康复 90

第八章　癌症

57. 您了解癌症吗? 93

58. 哪些因素与癌症的发生有关? 94

59. 癌症有哪些危害? 95

60. 这些可能是癌症发出的信号,不能掉以轻心 97

61. 如何发现没有明显症状的癌症? 98

62. 预防癌症的"秘诀"是什么? 100

63. 您需要知道的中国人群癌症流行情况 102

第九章　慢性呼吸系统疾病

64. 常见的呼吸系统疾病有哪些? 105

65. 什么是哮喘病? 105

66. 如何预防哮喘发作? 106

67. 哮喘的治疗措施有哪些？.................................108

68. 什么是慢性阻塞性肺病？.................................109

69. 慢阻肺有哪些危害？.....................................110

70. 哪些人容易患慢阻肺？...................................113

71. 慢阻肺有哪些常见症状和诊断方法？.......................114

72. 如何预防慢阻肺发作？...................................117

73. 慢阻肺的治疗措施有哪些？...............................118

74. 哮喘、慢阻肺的日常管理.................................119

75. 什么是阵发性睡眠呼吸暂停综合征？.......................120

76. 室内燃料污染的危害.....................................121

第十章　口腔

77. 每天早晚刷牙，睡前刷牙更重要...........................124

78. 您有虫牙吗？...125

79. 牙周疾病要重视...126

第十一章　精神卫生

80. 传说中的"精神病".......................................128

81. 如何判断一个人是否患有精神病呢？.......................129

82. 怎样保持心理健康，预防精神疾病？.......................132

83. 国家提供的精神卫生服务.................................134

第十二章　痛风

84. 什么是痛风？ 137

85. 远离痛风高尿酸，四件事情请记牢 139

第十三章　骨质疏松

86. 什么是骨质疏松症？ 145

87. 哪些人容易患骨质疏松症？ 146

88. 骨质疏松症的危害不可忽视 148

89. 健康的生活方式有助于预防骨质疏松症 149

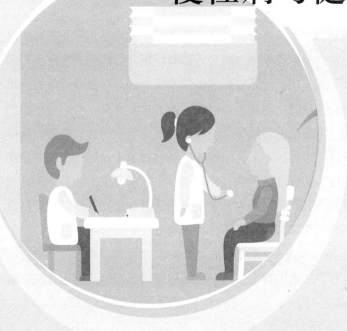

第一章

慢性病与健康

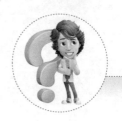

1. 衡量健康的十条标准

　　我们每个人都追求健康，渴望健康。健康是人全面发展的基础，也是人的基本权利，每个人都有维护自身健康的责任。所谓"健康不是一切，但是没有健康就没有一切。"抛开健康去谈事业、金钱、爱情、幸福等，都是无源之水。通常，我们会想当然地认为"不生病就是健康"。其实，现代健康的含义并不只是身体没有病，根据世界卫生组织的解释，健康不仅指一个人的身体是否出现疾病或虚弱现象，还是指一个人生理上、心理上和社会适应上的完好状态。从这个定义来看，健康是指身体各器官发育健全、功能正常；情绪稳定、意志坚强、心情舒畅；并有较好的社会适应能力。

　　世界卫生组织提出了以下十条标准来衡量是否健康，快来看看您都达到了吗？

　　（1）精力充沛，日常生活、学习和工作能从容应对。

　　（2）处事乐观，态度积极，乐于承担责任。

　　（3）应变能力强，能够较好地适应环境的各种变化。

　　（4）对一般性感冒和传染病有抵抗能力。

　　（5）体重标准，体态匀称，身体协调性较好。

　　（6）眼睛明亮，无分泌物。

（7）牙齿清洁、无缺损、无疼痛，牙龈颜色正常、无出血。

（8）头发有光泽，头屑少或无。

（9）骨骼健康，肌肉、皮肤有弹性，走路轻松。

（10）善于休息，睡眠良好。

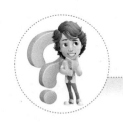

2.中国居民面临的重要健康问题——慢性病

　　从健康的角度，人类的死亡原因按照国际疾病分类标准可以分为三大类：传染病、慢性病以及伤害。其中，传染病是能够在人群中或人和动物之间引起流行的感染性疾病，例如，肺结核、病毒性肝炎、痢疾等。"慢性病"的全称是慢性非传染性疾病，是指一类起病隐匿、病程长且病情迁延不愈、病因复杂的疾病，例如，高血压、糖尿病、中风、癌症等。伤害是指由各种原因造成的机体损伤，如跌倒、溺水、自杀等。

　　过去，当人们还处在贫困和饥饿状态时，传染病是夺取性命的主要原因。现在，随着经济逐渐发展并走向繁荣，中国人的健康状况发生了巨大变化，困扰中国人的主要健康问题变成了心血管病、癌症和呼吸道疾病等慢性病。如果说起当前导致中国人死亡的最大"杀手"，那么非慢性病莫属。2012 年全国居民因为慢性病死亡的人数已经占总死亡人数的 86.6%，相当于每 10 个死亡人口中有约 9 个人是死于慢性病。在各种慢性病中，4 种"罪魁祸首"是：心血管疾病、癌症、慢性阻塞性呼吸系统疾病和糖尿病。据统计，全国有 1 亿多人肥胖、2 亿多人患高血压、将近 1 亿人患糖尿病，超过千万的脑卒中患者，并且每分钟就有 6 个人被确诊为癌症。慢性病除了导致死亡，许多还具有高致残率的特点。如脑卒中患者中，75% 会不同程度地丧失劳动力，40%将重度致残；心肌梗死患者至少有 20% 需要安装支架或心脏搭桥。慢性病正在使越来越多青壮年失去劳动能力，这对于家庭的打击是巨大的；同时，慢性病患者往往还需要家人的陪同和照料，容易造成整个家庭因病致贫、因病返贫。

实际上，慢性病也是全球很多国家面临的重要问题，慢性病对健康造成的影响已经受到全世界的重视。中国也在 2016 年发布了《健康中国 2030 规划》，积极制定措施应对慢性病。应该说，防控慢性病无论对于国家、家庭，还是个人，都是一项至关重要的投资，也是我们每个人为自己、为家人、为国家应当担负的责任。

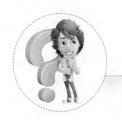

3. 慢性病是"富贵病"吗？

许多人认为，大部分慢性病，如肥胖、糖尿病等都属于"富贵病"，是富人们才容易得的，穷人们想得都很难。其实，这是一个错误的认识，如今慢性病已不是"富贵病"了。早在 20 世纪 70 年代，慢性病就在世界许多不发达地区成为所有疾病患病中占重要比例的疾病。据世界卫生组织统计，有 4/5 的慢性病死亡发生在低收入和中等收入国家，且穷人比富人更容易因慢性病而死亡。数据显示，我国肥胖的患病情况已经接近中等发达国家水平，而且流行趋势相比发达国家更为迅猛。近年来，随着我国经济社会发展和人口老龄化、城镇化和工业化进程的不断加快，农村慢性病患病率呈快速增长趋势，肥胖、高血压、糖尿病、脑卒中、肺气肿、癌症等慢性病早已不是城市人的"专利"了。

生活方式与慢性病有密切关系。随着社会经济水平的提高，人们的生活日益富足，吃得好了，动得少了，慢性病也跟着来了。有项研究显示，中国有机动车的家庭与没有机动车的家庭相比，

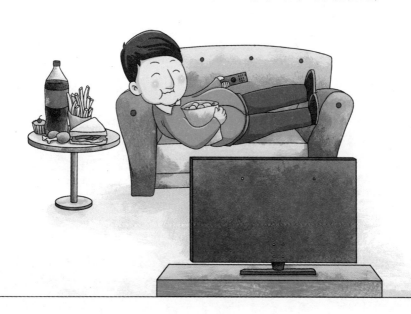

家里的男性更可能出现肥胖。目前我国慢性病高发群体正由城市向城乡接合部和农村蔓延。另外，遗传因素与慢性病也有关系。值得关注的是，在同样体重的情况下，亚裔人得糖尿病的风险是白人的 1.6 倍。这是因为中国人有节约基因，对肥胖、糖尿病更易感。所谓节约基因，意思是人在吃糠咽菜时，身体的某些基因会最大限度地吸收营养。当生活水平提高了，这个基因仍在开放着，营养物质得不到充分消耗，造成营养过剩。

所以，慢性病如今已不再是"富贵病"，无论贫富，都要对此给予足够的重视以维护自己的健康，更好地享受生活。

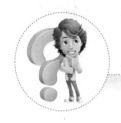

4. 想要延年益寿从健康生活方式做起

自古以来，延年益寿都是人类的美好愿望，从古时候的长生不老炼丹之术，到现代某些所谓的长寿法门，人类在孜孜不倦地寻求延年益寿的方法。这里要告诉您的不是长寿的秘诀，但是如果您做到了，说明您正在朝延年益寿的正确方向前行。做什么？那就是从健康生活方式做起。

世界卫生组织的研究结果提示：个人的健康和寿命有 60%取决于个人因素，15% 取决于遗传，10% 取决于社会因素，8%取决于医疗条件，7% 取决于环境的影响。而在个人因素中，生活方式是主要因素。也就是说，掌握 60% 的主动权，采取健康生活方式，就可能改善健康状况、延长寿命。健康生活方式是指有益于健康的习惯化的行为方式。1992 年，世界卫生组织发表了"维多利亚宣言"，指出健康四大基石是合理饮食、戒烟限酒、适量运动、心理平衡，简明扼要地概括了健康生活方式的主要内涵。国家还发布了中国居民膳食指南、中国成年人身体活动指南等为公众合理饮食和适当运动提供科学的指导性意见。具体如何做到健康生活方式，很多人都有各自的实践体会。如有专家提出每天饮食的"10 网球"原则，一个网球比拳头小一点，每天吃不超过 1 个网球大小的肉食，吃相当于 2 只网球大小的主食，保证 3 只网球大小的水果和不少于 4 只网球大小的蔬菜。

　　提倡健康生活方式是基于科学证据的建议。也有人会说，我

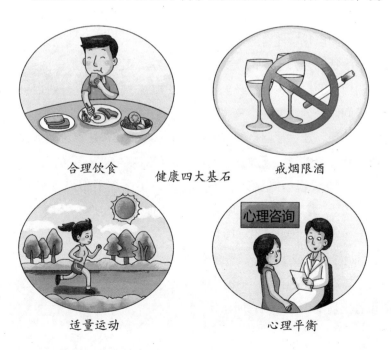

合理饮食　　　健康四大基石　　　戒烟限酒

适量运动　　　　　　心理平衡

爷爷抽烟又肥胖，但他活到了 96 岁。这样的个例确实存在，但是研究证明，在群体中，吸烟的人患肺癌的概率比不吸烟的人高出 7 倍。因此，从科学角度看，延年益寿没有捷径，坚持合理饮食、戒烟限酒、适当运动、心理平衡等健康生活方式是正道。

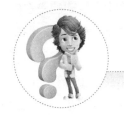

5. 您会管理自己的健康吗？

健康是一种宝贵的资源，我们只有好好地去维护、开发和利用这个资源，才能更好地生活。因此，健康也是需要经营和管理的。健康自我管理是指在医务人员的指导下，做到了解自身的基本健康状况，掌握基本的健康知识和技能，养成健康的生活方式，针对自身的疾病，学会必需的预防性和治疗性方法，并对自身的健康问题进行管理。

可见，要管理自身健康，首先要从了解和关注自己的健康开始，我们可以对以下健康状况进行自我监测：

（1）体重基本稳定，一个月内体重增减不超过 4 公斤。

（2）体温、脉搏、呼吸频率等生理指标在正常范围内。

（3）饮食如常，一般每天保持 1 ~ 1.5 公斤进食量，连续 1 周明显超过或少于正常进食量时，需要引起重视。

（4）排便正常，不论大便还是小便，次数、颜色、状态、量等出现变化都应该有所警惕。

（5）婚后夫妻生活正常，如未采取避孕措施而3年未育，可到正规医疗机构寻求帮助。成年女性的月经周期一般为28天左右，超前或推后15天为异常。

（6）一般睡眠时间为6～8小时，生活起居规律。

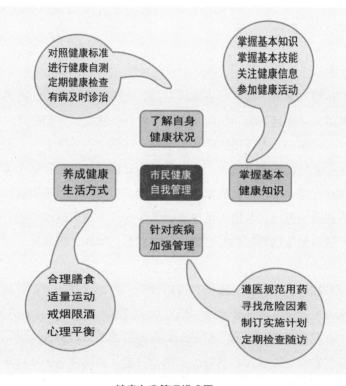

健康自我管理模式图

资料来源：引自《上海市居民自我管理手册》。

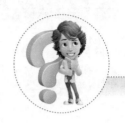

6. 大部分慢性病是可防可控的

有些人觉得，慢性病不像传染病，把传播途径切断，或者打个疫苗，就能起到预防作用。面对慢性病的肆虐，我们好像也没有什么能做的，尤其是癌症，大部分人还是"谈癌色变"。引起慢性病的危险因素有很多，一些因素如年龄、性别、家族史等是不可改变的，但是还有很多因素如吸烟、过量饮酒、不当饮食、食用油摄入过高、盐摄入量过高、久坐少动等是可以改变的。这些不健康的生活方式是很多慢性病，如血脂异常、高血压、超重肥胖等的共同危险因素，这些疾病也叫作"生活方式相关疾病"。和许多其他国家一样，吸烟、过量饮酒、身体活动不足和高盐、高脂等不健康饮食是我国慢性病发生、发展的主要行为危险因素。全国有超过 3 亿人吸烟，9.3% 的有害饮酒率 [有害饮酒率：中国居民膳食指南建议饮酒量以酒精量计算。有害饮酒为男性平均每天摄入 61g 以上（含 61g）酒精量，女性平均每天摄入 41g 以上（含 41g）酒精量的饮酒行为]，平均每天烹调用盐 10.5 克，平均膳食脂肪供能比超过 30%，成人经常锻炼率仅为 18.7%。另外，经济社会快速发展和社会转型给人们带来的工作、生活压力，对健康造成的影响也不容忽视。

国内外经验均表明，慢性病是可防可控的，健康的生活方式，可以预防 80% 的心脑血管病和 II 型糖尿病，可以预防 55% 的高血压，还可以预防 40% 的肿瘤。而且，通过健康生活方式预防和控制慢性病的代价并不昂贵。据测算，对于中国而言，减盐的每年人均成本为 0.05 美元，折合人民币约 0.35 元，控烟的每年人均成本为 0.14 美元，折合人民币约 1 元。

由上文所述可知，癌症、中风等慢性病的危害虽然严重，后果固然可怕，但是包括癌症、中风等很多慢性病都是可防可控的，健康生活方式是防控这些慢性病经济有效的措施。让我们积极参与各类健康行动，早些调整生活习惯，保持健康生活方式，远离危险因素，拥抱健康生活。

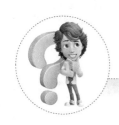

7. "借我一双慧眼"来获取正确的健康信息吧!

身边的医疗卫生机构，如公立医院、卫生院、卫生服务中心（站）、疾病预防控制中心、健康教育所、卫生监督所（站）等机构发布的信息准确性较高，来自于这些机构的专业人员也是您最值得依赖的朋友。电视、广播、报纸、杂志等大众传播媒介，依然是您很方便的信息来源。来自互联网、手机客户端以及微博、微信等新媒体的信息，则需要仔细甄别，切忌盲目轻信、人云亦云，如有必要请向权威机构核实。此外，我们应该在提高自己鉴别信息真伪能力的基础上，自觉遵守相关法律法规，不制造、不散布无用、有害、虚假的信息。自己打算转发的信息要先看一下是否属实，再决定是否转发给别人。

健康信息甄别小窍门

（1）网址域名中 gov.cn 的是政府网站，信息是可靠可信权威的。

（2）"12320 卫生热线"是由卫生行政部门主管的卫生服务类热线电话，可提供卫生政策、健康知识咨询，投诉举报、引导就医等服务。如直接拨打不成功，可加市级或省级区号拨打咨询。

（3）新浪、搜狐、网易等知名门户网站信息相对可靠，可酌情使用。

（4）微博、微信等新媒体信息，可检查信息源，查看发布者账号主体认证机构。如无认证，则要小心鉴别。

（5）重点警惕路边小摊和走家串户推销商品者，以及非正规的小报纸、小册子、小传单、小名片等宣传品。此类宣传品常常使用大号字或加黑字体及感叹号，当您阅读时会感到其措辞很有煽动性或感情色彩很浓，这些都不是好迹象，这类信息中最易出现虚假内容，甚至布满诈骗信息。

（6）如果是一条重要信息，报纸和电视等各类媒体都会报道，不要轻信单一来源的信息，聪明的您，需要"兼听则明"。

第二章

肥胖

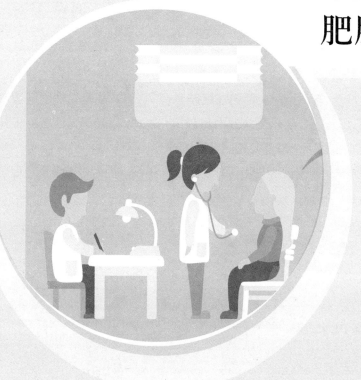

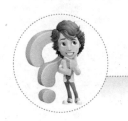

8. 超重、肥胖对健康有哪些影响？

1975 年，我国成年男性肥胖者有 70 万，成年女性肥胖者有 170 万；40 年来呈快速增长趋势，2016 年成年男性肥胖已达到 4 320 万，成年女性肥胖已达 4 640 万！

超重、肥胖不仅影响工作、生活、美观，而且对健康有一定的危害，世界卫生组织已将肥胖定为一类疾病。

超重、肥胖的人更容易患病。

	高血压	Ⅱ型糖尿病	血脂异常	冠心病
超重	2.5倍	2倍	2.5倍	2.2倍
正常体重患病率				
肥胖	3.3倍	3倍	3倍	2.8倍

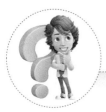

9. 您的体重属于超重还是肥胖?

称一称: 实际体重 =73 (公斤)

量一量: 身高 =1.63 (米)

算一算: 体质指数 (BMI) =实际体重 (公斤) / 身高 ^{2} (米 ^{2})

$= 73/1.63^2 = 27.9$

比一比 : 中国成人体重判断标准

体质指数 (BMI)	体形属于	我的 BMI 值
< 18.5	体重过低	
18.5 ~ 23.9	正常	
24 ~ 27.9	超重	27.9
≥ 28	肥胖	

哇! 马上就变成胖子啦!

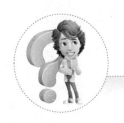

10. 您是哪一类胖子？

按照不同的体型，肥胖分为不同的类型。下面就来为您分析4 大类肥胖体型，告诉您其特征、解决方法以及注意事项。

（1）苹果型

易吸收油脂而肥胖的体型。脂肪容易堆积在腹腔，又称为"内脏型肥胖"，肚子向外凸出，外观看起来像一个苹果，以男性居多。

在我国，男性腰围大于（等于）90cm，女性腰围大于（等于）85cm 就属于苹果型肥胖啦。

这一类型的肥胖者由于脂肪堆积在内脏附近，罹患高血压、

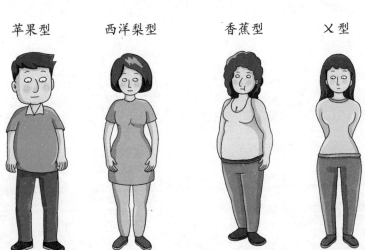

苹果型　　西洋梨型　　香蕉型　　Ⅹ 型

糖尿病和其他心血管疾病的概率较正常人高很多，死亡率也高出数倍。

建议：日常要多做腹部收缩运动，让肚子能得到喘息放松。

（2）西洋梨型

易吸收淀粉而肥胖的体型。肥胖集中在下腹部、腰围、大腿、臀围等部位，又称"皮下型肥胖"，外观看起来像一颗梨，常见于女性。

有研究认为这类肥胖体型者，脂肪容易堆积在下半身，导致下半身负荷过重，容易引起腰部以下的骨关节病变和皮肤病变。

建议：日常要减少淀粉类食物的摄取，多增加下半身的运动。

（3）香蕉型

身体的脂肪多、肌肉多，整体肥胖，又称均衡形肥胖。

这一类型的肥胖者不幸拥有苹果型及西洋梨型的综合肥胖体型，同样也有两种肥胖体型的健康隐患，心血管疾病及骨关节等病变容易随之接踵而来。

建议：改善生活及饮食习惯，减少淀粉类及油脂类食物，吃足够的蛋白质来维持体态。运动时，应循序渐进地增加运动量，持之以恒、不间断地消耗体内脂肪，强化腹部肌肉。

（4）X型

是指上身肥厚，下身宽大，腰部却意外纤细的体型，中国人少见。

这一类肥胖者虽然较少发生生理上的疾病，但对身体健康来说，过重就是负担，依然要注意将体重降低到正常范围内。

建议：增加运动量，找出适合自己的运动。

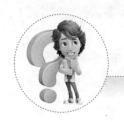

11. 如何维持健康体重?

食物带给人类活动所需要的能量,所以人饿了的时候会显得有气无力,吃完饭才会有力气,就是这个道理。

但是!吃得多了,食物带给我们的能量未被我们的身体活动完全消耗,就会变成脂肪,堆积在身上。日积月累,"胖子"就产生了。

要想不变成胖子,就一定要保持"进出平衡",也就是说,我们吃进去的能量要和身体消耗的能量一样多,就不会长胖了。

(1)吃的时候要注意什么呢?

同一种食物,要挑选能量较低的食物吃。如相同重量的肉,五花肉产生的能量是纯瘦肉的 3 倍,是鱼肉的 6 倍。所以,要适当多吃瘦肉和鱼肉。

少吃能量较高的零食,如花生、瓜子等。

吃饭速度慢一些。吃饭的时候,吃得快,往往会容易导致吃得多;慢一点吃,细嚼慢咽,就能相对吃得少一些。

(2)一不小心吃多了,怎么办呢?

日常生活中,"少静多动"。各类身体活动都有助于消耗能量,保持健康体重。

步行、慢跑、滑冰、游泳、骑自行车、打太极拳、跳健身舞、做韵律操等有氧运动可以帮助我们消耗脂肪。但是，要记住：每次要做 30 分钟以上才有效。

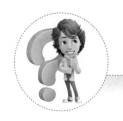

12. 超重了怎么办？

增加体力活动，适当控制膳食总能量摄入与减少动物性脂肪摄入量相结合，促进能量负平衡，是世界公认的减重良方。

（1）增加体育活动

提倡中等强度的有氧运动，例如，走路、骑车、爬山、打球、慢跑、游泳、划船、滑冰、滑雪及舞蹈等。循序渐进，逐渐使每次运动持续的时间达到 30 分钟以上，每周运动 5 ～ 7 天，每周累计达到 300 分钟左右。刚开始运动时，超重、肥胖人群运动时可以根据自身耐受状况，适当调整运动量，逐步增加。

（2）减少能量摄入

大多数超重和肥胖的人，需要改变饮食结构，适当减少饭量，达到减少能量摄入的目的。

改变饮食结构。饮食的基本原则为低能量、低脂肪、适量优质蛋白质、碳水化合物、新鲜蔬菜和水果。

适当减少饮用含糖饮料，养成饮用白水和茶水的习惯。

应避免吃油腻食物，采用清淡少油的烹调方法（如煮、煨、炖等，用少量油炒菜，少吃盐，少吃油炸食品和点心）。

尽量减少加餐，少吃零食，控制食欲，七分饱即可。

选择一些富含优质蛋白质的食物（如瘦肉、鱼、蛋白和豆类）。

饮食应有规律，不要一餐过饱，也不要漏餐。

适当减少饭量：在营养素平衡的基础上，每天通过饮食摄入的能量比原来日常水平减少约 1/3，是每周能降低体重 0.5 公斤的一个重要步骤。

蔬菜和水果的体积大，能量密度较低，又富含人体必需的维生素和矿物质，用蔬菜和水果替代部分高能量食物能给人以饱腹感而不致摄入过多能量。

在平衡膳食中，蛋白质、碳水化合物和脂肪提供的能量比，应分别占总能量的 15% ~ 20%、60% ~ 65% 和 25% 左右。

限制和减少能量摄入应以减少脂肪为主。适量减少谷类主食量，但不要减少谷类食物占食物总量的比例。

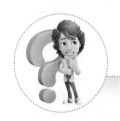

13. 胖娃娃长大更容易患病哦!

肥胖症已成为当今儿童健康的一大问题。

多种研究显示：儿童期肥胖可能是成人期多种慢性疾病的诱因。儿童期肥胖会加大成人后高血压、糖尿病、高血脂的发生风险。儿童肥胖也是造成儿童期哮喘、阻塞性睡眠呼吸暂停和骨关节发育障碍等多种疾病的危险因素。

预防儿童肥胖最好从以下几方面做起：

（1）提倡母乳喂养。资料报道人工喂养儿肥胖的发生率是母乳喂养儿的 6 倍。母乳喂养时，婴儿的母乳摄入量大多是依靠婴儿自身本能的调节，而人工喂养的婴儿摄入奶量的多少更多的是取决于抚养人的判断。

（2）勿过早添加换乳期食品（固体食物、辅食）。婴儿添加换乳期食品的最佳时间是在出生后的 4～6 个月，若过早添加则容易出现"婴儿肥"。

（3）避免过度喂养。给予婴儿的能量和营养素不要超过婴儿本身的需求。

（4）从婴儿期起就帮助宝宝建立起良好饮食习惯和生活方式。如：

① 定时间、定地点、定量进餐；

② 培养自主进食、学会等待；

③ 缩短奶瓶喂养的时间；

④ 避免挑食和偏食；

⑤ 少吃零食、甜食、油炸食品，少喝甜饮料和碳酸饮料；

⑥ 培养孩子正常的进餐速度，尽可能地细嚼慢咽；

⑦ 不要把食物作为鼓励的奖品，也不要用食物安慰孩子；

⑧ 每天保证 2 小时以上户外活动的时间；每天看电视的时间应控制在 2 小时以下，每次看电视的时间不宜超过 20～30 分钟。

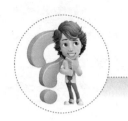

14. 谈谈常见的减肥误区

（1）断食绝食法，单一食物减肥法

断食法是最极端的一种减肥方法，害人无数，断食确实会瘦，而且瘦的非常快，但人不吃饭是会死的，千万不要迷信什么伪科学的断食法。

只吃某种食物减肥是一个很大的误导。单一食物永远不可能包括人体所需的所有营养素，如只吃水果（苹果减肥法，黄瓜减肥法等），摄入的营养素只有某些维生素，糖类和膳食纤维，人体需要的基础营养素是远远不够的，长期食用单一食物，势必会影响人体健康。

（2）披上科学外衣的"高蛋白低碳饮食法"

这类饮食法有很多常见的名字，如阿特金斯（Atkins）饮食法、杜康（Dukan）饮食法、哥本哈根（Copenhagen）饮食法等，其本质都是高蛋白饮食，它们的原理是通过提高蛋白质摄入量，限制脂肪摄入量，大幅度降低碳水摄入量来达到减肥目的。

如果长期高蛋白低碳饮食，碳水化合物摄入不足，蛋白质过高，人的体能、精神状况会受到严重影响，四肢乏力、精神萎靡不振，身体会出现异味、口臭等，严重者会昏迷。

（3）各种减肥美容中心，如针灸、拔罐、按摩、刮痧减肥

做过针灸、拔罐、按摩、刮痧减肥的人都知道，进店后，除了给您做上述项目，剩下的就是嘱咐您不能吃（或少吃）米面之类的主食，瘦肉类、蔬菜可以吃。这其实就是教您节食或者是高蛋白饮食，就是不做针灸、拔罐、按摩、刮痧，这样吃一样会瘦，这类店面其实就是披着"中医"外衣的"节食减肥"。

（4）不可能实现的"局部减肥"

脂肪的消耗是全身性的，局部运动只能锻炼强化局部的肌肉，而不能使皮下脂肪减少。"练哪瘦哪"是健身领域的一个谣言。减脂减全身，增肌增局部。

（5）各种类型的减肥产品

减肥茶：最常见，基本成分都是一些缓泻剂或利尿剂，强制性地让人体排尿增加或者是拉肚子，最后导致身体脱水而体重暂时下降。此外，蒸桑拿浴能使血液循环加快，增加排汗，但不能减去身体脂肪。

减脂类补剂：属于膳食补充剂，这类产品主要成分是一些植物提取物，如常见的咖啡因，它宣传的作用是"加速代谢，加速脂肪燃烧"，其实起到的作用可能只有10%，甚至没作用，如果调整不好饮食或者运动量不够，效果基本等于零。

各种国外代购的减肥药：是极其危险的！一般都是各种成分的大杂烩，比如西布曲明、甲状腺素、克伦特罗等，这类产品会严重损害循环系统及代谢系统，并出现很多不良的副作用，有些甚至是不可逆的。千万不要购买！

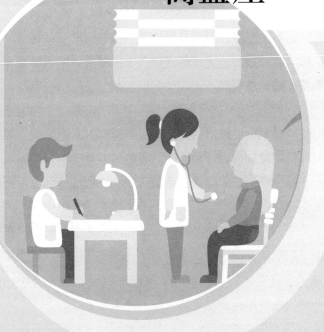

第三章

高血压

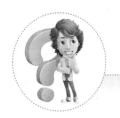

15. 您最近一次测量的
血压是多少？

　　呼吸、心跳、体温、血压是生命重要体征，前三个能够自我感受到，而血压要用仪器测量。成年人的正常血压为收缩压≥90毫米汞柱且＜140毫米汞柱，舒张压≥60毫米汞柱且＜90毫米汞柱；腋下体温 36 ～ 37℃；平静呼吸 16 ～ 20 次 / 分；心率 60 ～ 100 次 / 分。

　　血压测量的仪器主要分为水银柱式血压测量仪和电子血压测量仪两大类。1896 年，里韦罗奇发明汞（水银）柱式血压计，人们开始用毫米汞柱（mmHg）为单位记录血压值。

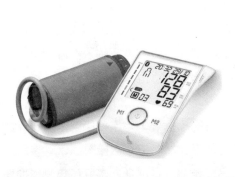

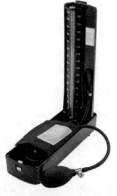

电子血压计　　　　　　　　　水银柱血压计

把手放在左胸前，感受心脏的跳动。心脏很伟大，昼夜跳不停，推动血液通过血管流淌到全身每个角落，滋养生命。血压是血液在血管内流动时，作用于血管壁的压力，它是推动血液在血管内流动的动力。心室收缩，血液从心室流入动脉，此时血液对动脉的压力最高，称为收缩压（俗称为"高压"）；心室舒张，动脉血管弹性回缩，血液仍慢慢继续向前流动，但血压下降，此时的压力称为舒张压（俗称为"低压"）。

根据人群调查，我国四分之一的成年人血压超标，高血压在人群中静悄悄地流行！但是 60% 的人是等医生说他是高血压病人了，才知道自己血压超标。

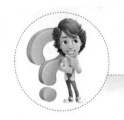

16. 怎样测量血压？

到村卫生室、乡镇卫生院、社区卫生服务中心，找医生测量血压。

测量前半小时避免剧烈运动，不吸烟、不喝茶，排空小便，精神放松，正式测量前应至少安静休息 5 分钟，测量时保持安静，不讲话。

家庭购买电子血压计，在医生指导下，学会用电子血压计测量血压，在家庭内进行血压测量，然后记录测量时间、测量值。

正常成年人，至少每 2 年测量 1 次血压，最好每年测量血压

1次；容易患高血压的人群，半年测量一次血压。人人都应知晓自己血压，做到"早知情，早预防，早应对异常"。

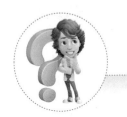

17. 什么是高血压？

请医生测量血压，血压值从正常到异常是个连续变化过程，在没有用抗高血压药的情况下，不在同一天3次测量，成年人收缩压≥140毫米汞柱和/或舒张压≥90毫米汞柱，就可诊断为高血压。

血压水平分类和定义

分类	收缩压/毫米汞柱		舒张压/毫米汞柱
正常血压	< 120	和	< 80
正常高值	120～139	和/或	80～89
高血压：	≥ 140	和/或	≥ 90
1级高血压（轻度）	140～159	和/或	90～99
2级高血压（中度）	160～179	和/或	100～109
3级高血压（重度）	≥ 180	和/或	≥ 110
单纯收缩期高血压	≥ 140	和	< 90

注：当收缩压和舒张压分属于不同级别时，以较高的分级为准。

感冒了，有喉咙痛、咳嗽、流涕、发热等明显表现，而大多数高血压患者没有什么特别不舒服，不易发觉，也不会主动就医。部分人有头晕、头痛、疲劳、心慌、耳鸣等症状，还有少量的人是出现剧烈头痛、呕吐、心慌、眩晕等症状，或发生了脑卒中、心脏病、肾脏病，就医检查才知道自己是高血压。绝大多数情况下，高血压悄无声息，直到有机会测量血压值才能发现。

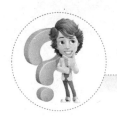

18. 什么样的人容易患高血压？

（1）经过测量，已经是血压高值（收缩压 130 ~ 139 毫米汞柱和 / 或舒张压 85 ~ 89 毫米汞柱）的人，一步之遥；

（2）超重（BMI 24.0 ~ 27.9 公斤 / 米^2）的人，肥胖（BMI ≥ 28.0 公斤 / 米^2）的人，中心型肥胖的人——腰围：男性大于（等于）90 厘米（2.7 尺），女性大于（等于）85 厘米（2.5 尺）；

（3）有高血压家族史，父母双方亲人有患高血压的；

（4）口味重，长期膳食高盐。中国居民膳食指南建议成人每天用盐少于 6 克，但是调查发现多数人食盐用量达到 12 克，超过建议量的一倍。

（5）长期过量饮酒（每日饮白酒超过 100 毫升或 2 两）；

（6）年龄高于 55 岁；

（7）吸烟（每日吸烟超过 15 支，且连续吸烟在 10 年以上）；

（8）长期精神紧张的人群。高度集中精力的职业，如司机、

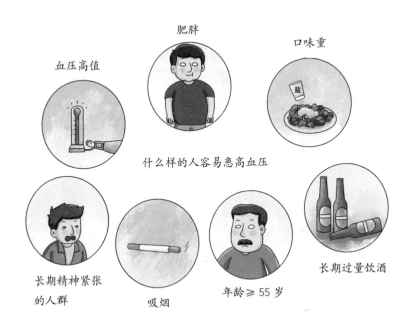

血压高值

肥胖

口味重

什么样的人容易患高血压

长期精神紧张
的人群

吸烟

年龄 ≥ 55 岁

长期过量饮酒

会计等，还有生活、工作压力大，睡眠差，噪声环境等都会导致
精神紧张、血压上升。

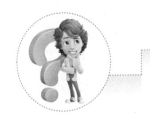

19. 高血压有什么危害？

很多人得了高血压没有什么特别不舒服的感觉，但是，持久
的血压升高会持续对心脏、大脑、肾脏、全身血管造成损害。人
们对高血压危害的认识是逐渐完善的。1925 年，科学研究文献

中发表了血压与心血管疾病关联的报告。随后医学界逐渐明确高血压会引发脑卒中、高血压性心脏病、肾功能衰竭、主动脉夹层等并发症，危及生命，危害健康。参与统计分析的一些重病病人，9成以上为脑出血的病人、8成以上为脑梗死病人、6成以上为冠心病病人，且多数糖尿病病人都患有高血压。我国高血压病人多，控制差，脑卒中发生率高。心脑血管疾病死亡成为居民死亡的主要原因之一。部分高血压患者还很年轻就死于脑出血或者留下后遗症。防控高血压已成为全社会的大事。

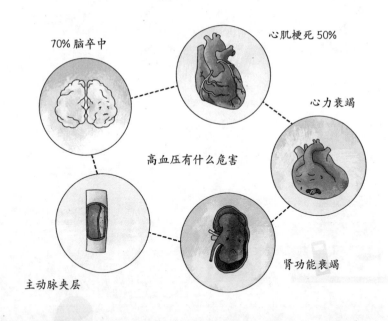

70% 脑卒中

心肌梗死 50%

心力衰竭

高血压有什么危害

肾功能衰竭

主动脉夹层

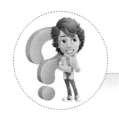

20. 以健康生活方式
防控高血压

《中国居民营养与慢性病状况报告（2015 年）》称我国 2012 年 18 岁以上居民高血压患病率为 25.2%，即 1/4 成年人患有高血压。这么多人得了高血压，该怎样生活？将来将有更多的人会进入高血压大军，应当走自我健康管理和寻求专业卫生服务结合之路来防控高血压。

《中国高血压防治指南（2010 年）》列出了以健康生活方式防控高血压的具体建议和预期的降压效果，值得高血压患者（1/4）去学习实践，更值得另外 3/4 的人借鉴以保持健康生活方式，不得高血压、晚得高血压。具体包括：

（1）少吃盐。通常用的食盐成分是氯化钠，也叫钠盐。钠盐可显著升高血压，而钾盐则可对抗钠盐升高的血压。商家用一定比例的氯化钾等钾盐配制在食盐中，称为低钠盐，以减少消费者钠盐的摄入；蔬菜、水果中也含有丰富的钾盐对高血压患者平稳血压有益。我国各地居民普遍口味重，钠盐摄入量远远高于膳食指南推荐的每天少于 6 克，而钾盐摄入则严重不足。因此，所有人特别是高血压患者应采取各种办法尽可能减少钠盐的摄入量，并增加食物中钾盐的摄入量。主要措施包括：①尽可能减少烹调用盐，使用减盐勺。②减少味精、酱油等含钠盐的调味品用量。③少食或不食含钠盐量较高的各类加工食品，如咸菜、火腿、香肠以及各类炒货。④增加蔬菜和水果的摄入量。⑤肾功能良好者，可用含钾的烹调用盐（低钠盐）。减盐降压效果：能够降低收缩压 2 ～ 8 毫米汞柱。

（2）控制体重。超重和肥胖是导致血压升高的重要原因之一，而以腹部脂肪堆积为典型特征的中心型肥胖风险更大。衡量超重和肥胖要计算自己的体质指数 (BMI)，成年人正常 BMI 为 18.5 ～ 23.9 公斤 / 米^2；在 24.0 ～ 27.9 公斤 / 米^2 为超重，需要控制体重；BMI ≥ 28.0 公斤 / 米^2 为肥胖，要减重。BMI 通常反映全身肥胖程度，腰围主要反映中心型肥胖的程度。成年人正常腰围男性小于 85 厘米，女性小于 80 厘米，如果腰围 ≥ 90/85 厘米（男 / 女），就是中心型肥胖了，要控制体重。适当降低过高的体重，减少体内脂肪含量，可显著降低血压。最有效的减重措施是控制能量摄入和增加体力活动，重建"吃动"平衡。具体办法参见本书"肥胖"一章。控制体重降压效果突出，一般减重 10 公斤可降低收缩压 5 ～ 20 毫米汞柱。

（3）不吸烟。吸烟是一种不健康行为，是心血管病和癌症的主要危险因素之一。被动吸烟也会显著增加心血管疾病危险。吸烟可导致血管内皮损害，增加高血压患者发生动脉粥样硬化疾病的风险。戒烟的益处十分明显，而且任何年龄戒烟都能获益。烟草依赖是一种慢性成瘾性疾病，目前，各级医院和疾控中心都在推广戒烟。医生通过行为干预督促高血压患者戒烟，必要时给患者药物辅助戒烟（使用尼古丁替代品、安非他酮缓释片和伐尼克兰等）。营造不吸烟的社会环境很重要，措施包括立法控烟，提倡儿童不吸第一支烟，促进全人群控制吸烟，减少家庭成员被动吸烟等。

（4）限制饮酒。长期大量饮酒可导致血压升高，限制饮酒量能降低高血压的发病风险。不提倡饮酒，如果饮酒，每日酒精摄入量男性不应超过 25 克，女性不应超过 15 克。限酒能够减低收缩压 2 ～ 4 毫米汞柱。

（5）适度运动。建议每天应进行适当的体力活动（每天30 分钟左右）；而每周则应有 5~7 次有氧锻炼，如步行、慢跑、骑车、游泳、做健美操、跳舞等。运动的形式和运动量均应根据个人的兴趣、身体状况而定。高血压患者的运动方式应听从主管医师的建议。

（6）放下思想包袱，保持心理平衡。压力大则血压高。精神压力增加的主要原因包括过度的工作和生活压力以及病态心理，包括抑郁症、焦虑症、A 型性格（一种以敌意、好胜和妒忌心理及时间紧迫感为特征的性格）、社会孤立和缺乏社会支持等。家庭和睦、结交朋友、适度娱乐、锻炼减压等方式都有助于心理健康，必要时应寻求专业心理辅导或治疗。

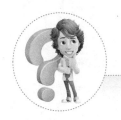

21. 得了高血压怎么办？

通过医生测量发现已经高血压了，就要听从医生治疗安排。

最重要的是正视高血压的存在，积极控制血压水平、降低高血压对多器官的损害。高血压患者要分析个人生活习惯，改变不良习惯，养成健康生活方式，包括减少钠盐摄入，增加钾盐摄入；控制体重；不吸烟；不过量饮酒；体育运动；减轻精神压力，保持心理平衡。

从 2009 年开始，我国就建立了基本公共卫生服务制度，在基层医疗卫生机构实施高血压、糖尿病患者健康管理项目。村医、社区医师通过体检、门诊等办法测量辖区居民血压值，发现血压高值（收缩压 130 ～ 139 毫米汞柱和 / 或舒张压 85 ～ 89 毫米汞柱）的人，指导其采取上述健康生活方式，预防进一步发展成高血压。若确定是高血压了，由村医或社区医师登记在册管理，每年提供不少于 4 次的血压测量机会，采取评估饮食习惯、减盐、戒烟限酒、运动、保持健康体重、治疗用药等措施，给予患者具体指导；每年进行 1 次较全面的健康检查。目前有很多地方开始对高血压患者免费提供基本治疗药物。医生还会把高血压的人召集起来，解惑答疑，让大家交流高血压治疗心得，彼此鼓励相助。总之，得了高血压，应正确应对，一样能享受美好人生。

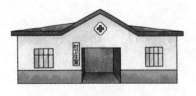

村卫生室

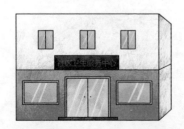

社区卫生服务中心

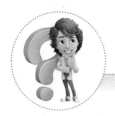

22. 治疗高血压的药物有哪些？

1957年，噻嗪类利尿剂开始应用于治疗高血压，开启药物治疗高血压大发展时代。现在依据血压调节原理可将治疗高血压药物分为五大类：

（1）钙通道阻滞剂（CCB，硝苯地平、尼群地平等，带有"地平"二字）；

（2）血管紧张素转化酶抑制剂（ACEI，包括卡托普利、依那普利、贝那普利等，带有"普利"二字）；

（3）血管紧张素Ⅱ受体拮抗剂（ARB，包括厄贝沙坦、氯沙坦、缬沙坦、伊贝沙坦等，带有"沙坦"二字）；

（4）利尿剂（包括双氢克尿噻、吲哒帕胺、螺内酯等）；

（5）β阻滞剂（包括美托洛尔、阿替洛尔等，带有"洛尔"二字）。

另外，还有由这些药物所组成的低剂量固定复方制剂。

看懂药物说明书是现代人应该具备的健康素养，但面对复杂的高血压药物大家族，层出不穷的商品名，还是要多听从主管医师的安排，用对药，用好药！

药物治疗高血压通常有以下原则：

（1）小剂量开始。采用较小有效剂量以获得疗效，使不良反应最小。对 2 级以上高血压，起始也可用常规剂量。

（2）尽量用长效药。为有效防止脑、心、肾、大血管等靶器官受损害，24 小时内血压稳定于目标范围内，积极推荐使用一天给药一次而药效能持续 24 小时的长效药物。服用简便，减压稳定。

（3）联合用药。为达到降压效果且不增加不良反应，可采用两种或多种不同作用机制降压药联合治疗。

（4）个体化治疗。根据患者具体情况选用更适合该患者的降压药。

医师对上述用药规定的落实需要患者认真配合，才能达到稳定控制血压的效果。

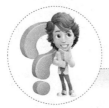

23. 怎样配合医生的健康管理？

得了高血压，要配合医生做好健康管理。

（1）就医记录保存好。高血压是需要长期治疗的慢性病，会遇到很多医生为您服务，病历记录是个人重要的健康档案，调整药物、治疗方案都要查询既往记录。

（2）按时复诊和接受随访，让医生知悉您的病情。一般情况下，若血压控制满意（一般高血压患者血压降至 140/90 毫米汞柱以下；65 岁及以上老年高血压患者的血压降至 150/90 毫米汞柱以下，如果能耐受，可进一步降至 140/90 毫米汞柱以下；一般糖尿病或慢性肾脏病患者的血压目标可以再适当降低），村医（社区医师）约定您一年 4 次随访。如果血压控制不满意，或出现药物不良反应，医生会调整用药，增加随访要求，并转专科医生诊疗。

（3）用药听医生的。按时用药；不随便停药；不随意自己更换药物。

（4）学会自测血压。家庭购买电子血压计，学会自测血压，为自己和家人测量血压。详细记录每次测量血压的日期、时间以及所有血压读数，而不是只记录平均值。应尽可能向医生提供完整的血压记录。

（5）参加自我健康管理小组活动。病友交流接地气、贴近生活。

（6）年度健康检查很重要。基层高血压管理机构每年提供1 次健康检查，但是不少人不去参加。年度检查很重要，血压控制稳定的，评估身体变化情况，保持健康生活方式和药物治疗；血压波动的，可及时调整治疗措施。

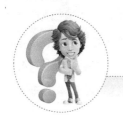

24. 与高血压和平共处

高血压是多种因素综合造成的，绝大多数高血压没有确切的

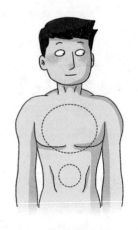

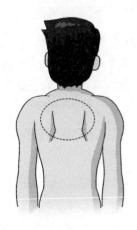

上腹部疼痛　　　　　　　　　肩、颈部

原因，称为"原发性高血压"，约占90%，患者要以健康生活方式控制高血压进一步发展，多数人需要长期、终生服药，因此我们应当认识高血压，与高血压和平相处。我国确定10月8日为"全国高血压日"，唤起大众人人关注自己的血压，正确应对高血压的意识。高血压的自助检测条件越来越便利，时刻了解自己的血压很容易做到了。自己血压高，就要分析原因，改变自己和家庭成员的饮食与活动等，真正做到合理膳食、适量运动、戒烟限酒、心理平衡。在信息社会，互联网技术改变了我们的生活方式，应充分利用网络，掌握高血压防治知识、技能，身体力行，控制高血压，与其和平共处，享受美好人生，是高血压"大流行"时代，我们应有的选择。

第四章

糖尿病

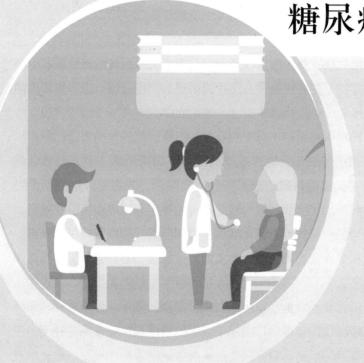

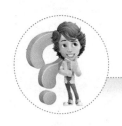

25. 什么是糖尿病?

糖尿病,在中医学叫消渴症。古代文献记载消渴症患者的小便是甜的,在夏秋两季,患者的小便有时招苍蝇,因为患者尿中含有糖分,这也是糖尿病这个名字的由来。

那糖尿病是如何发生的呢? 我们每天吃的食物中淀粉等碳水化合物经过消化分解变成葡萄糖,葡萄糖通常先进入血液,然后在胰岛素的帮助下进入身体各个细胞,为身体提供能量。当身体胰腺出了问题,体内胰岛素分泌不足及(或)作用缺陷时,血液中的一些葡萄糖就不能进入身体细胞,导致血糖水平升高,引起机体代谢失调,部分葡萄糖会从尿液排出,这就说明患有糖尿病了。

糖尿病的典型症状包括多饮、多食、多尿、体重减轻、易疲劳、烦躁、视觉模糊,但一半以上的糖尿病患者发病时并无上述典型症状。因此,糖尿病高危人群要定期体检,及早筛查,早发现、早治疗糖尿病。

诊断糖尿病要符合下述标准之一: 糖尿病典型症状 +

(1)随机血糖(一天中任意时间血糖)大于(等于)11.1毫摩/升;

(2)空腹血糖(空腹状态指至少8小时没有进食能量)大

于（等于）7.0 毫摩 / 升；

（3）葡萄糖负荷（空腹喝含 75 克葡萄糖的糖水）后 2 小时血糖大于（等于）11.1 毫摩 / 升。

无糖尿病症状者需另日重复检查明确诊断，诊断糖尿病不能用指尖血，必须用静脉血。

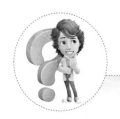

26. 为什么很多人不知道自己患有糖尿病?

我国每 10 个成年人中就有 1 人患有糖尿病，但有 2/3 的糖尿病患者不知道自己患有糖尿病。

某单位体检老刘空腹血糖为 6.1 毫摩尔 / 升，没有将检测结果放在心上，后因经常疲劳到医院就诊，医生建议他检查一下葡萄糖负荷 2 小时血糖，结果为 12.0 毫摩尔 / 升，被医生诊断为糖尿病。

我国糖尿病患者餐后高血糖比例高，在新诊断的糖尿病患者中，接近一半的患者是单纯餐后血糖升高者，空腹血糖没有超过 7.0 毫摩尔 / 升，因此只测空腹血糖诊断糖尿病容易导致糖尿病漏诊，而我国大多数人只根据空腹血糖结果来判断自己是否患有糖尿病，有的人则很少检测血糖，导致很多人不知道自己患有糖尿病。

因此应该尽量在早期发现糖尿病。一方面糖尿病高危人群要定期体检测血糖，如果空腹血糖大于（等于）5.6 毫摩尔 / 升，最好根据情况做葡萄糖负荷 2 小时血糖，以便明确诊断。

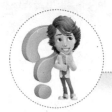

27. 什么样的人容易得糖尿病？

很多糖尿病患者有这样的疑问，为什么我会得糖尿病，而有的人年龄、饮食跟我差不多，却没有得病，什么样的人容易得糖尿病呢？

其实糖尿病是一种与生活方式密切相关的慢性病，同时与遗传有关，下列人群容易得糖尿病，为糖尿病高危人群，需要提高警惕，尽早对生活方式进行调整，预防糖尿病的发生。

（1）有家族遗传史的人：父母双方或一方患有糖尿病，子女患糖尿病的风险是普通人的 2~4 倍。

（2）糖尿病前期人群：包括空腹血糖受损（空腹血糖大于（等于）6.1 毫摩尔 / 升但小于 7.0 毫摩尔 / 升，糖负荷后 2 小时血糖小于 7.8 毫摩尔 / 升）和 / 或糖耐量减低（空腹血糖小于 7.0 毫摩尔 / 升，糖负荷后 2 小时血糖大于（等于）7.8 毫摩尔 / 升但小于 11.1 毫摩尔 / 升）。糖尿病前期人群如不注意控制血糖水平，很快会发展成为糖尿病患者。

（3）超重肥胖者：体重超标者（体重指数超过 24）或腰围超

标者（男性超过 90 厘米，女性超过 85 厘米）大多数运动少，饮食结构不合理，容易患糖尿病。体重指数（BMI）=体重（公斤）/ 身高^2（米^2）。

（4）高血压、血脂异常或动脉粥样硬化性心脑血管疾病患者：这些慢病患者机体代谢失调，容易得糖尿病。

（5）特殊女性：生产过巨大儿（出生体重超过 4 公斤）的妇女、患过妊娠糖尿病的妇女以及多囊卵巢综合征（PCOS）患者，她们得糖尿病的风险都会增加。

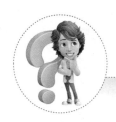

28. 糖尿病是健康的"甜蜜"杀手

糖尿病是一种终身性慢性疾病，具有较高的致残、致死率，被喻为人类健康的"甜蜜"杀手。主要危害有：

（1）慢性并发症累及全身：糖尿病患者血糖长期不达标，尤其伴有血压、血脂等指标异常时，容易并发眼睛、肾脏、神经、四肢和心血管等全身各部位、多系统的疾病，导致视网膜病变、肾脏病变、神经病变和足部溃疡，增加发生心血管疾病的危险性，严重时还会造成失明、肾功能衰竭、截肢甚至死亡。糖尿病慢性并发症最折磨人，会对患者身心造成巨大伤害。

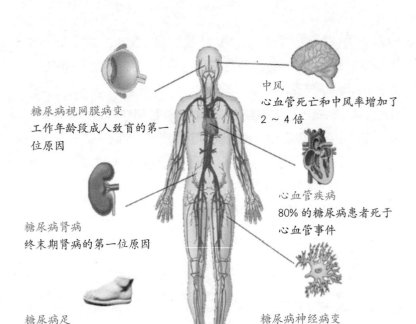

糖尿病视网膜病变
工作年龄段成人致盲的第一
位原因

中风
心血管死亡和中风率增加了
2～4倍

心血管疾病
80%的糖尿病患者死于
心血管事件

糖尿病肾病
终末期肾病的第一位原因

糖尿病足
足部坏疽、截肢

糖尿病神经病变
非创伤性截肢的第一位原因

（2）急性并发症危及生命：糖尿病患者血糖过高会导致身体急性代谢紊乱，发生糖尿病酮症酸中毒、高血糖高渗透压综合征和糖尿病乳酸性酸中毒等急性并发症，这些并发症病情急，发展快、死亡率高，如不及时处理和治疗，严重危害生命。

（3）治疗费用较高，造成沉重的经济负担：罹患糖尿病住院一次，没有并发症的患者平均需要花费 4 923 元，有并发症的患者平均需要花费 16 538 元，大约是无并发症者的 3.4 倍。有并发症患者的一次住院费用相当于城镇居民一年的人均收入，是农村居民人均收入的 3 倍左右，给社会、家庭和个人造成沉重的精神和经济负担。

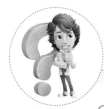

29. 做"足"功课，预防糖尿病足

糖尿病足病是糖尿病在足部的并发症，是糖尿病致残、致死的重要原因，也是糖尿病治疗费用最高并发症之一。常见的表现为足部感染、溃疡，严重者可以发生局部的或全足的坏疽，需要截肢。

糖尿病足病治疗困难，但预防有效。预防糖尿病足病应做到以下几点：

（1）控制血糖、血压、血脂水平。

（2）戒烟、少饮酒。

（3）注意足部的日常护理。选择合适的鞋袜，穿透气性好、柔软不磨脚的鞋，选择浅颜色的棉袜或纯羊毛袜，不穿过紧、过松和有松紧带的袜子；每天洗脚，水温不超过 37℃，用柔软和吸水性好的毛巾轻轻擦干，特别注意不要擦破皮肤；修剪趾甲应选在洗脚后，水平地剪趾甲；切忌赤脚行走和赤脚穿凉鞋、拖鞋。

（4）每天要进行足部自我检查。检查是否有伤口、水疱、红肿、鸡眼、变色皮肤等，发现情况应该尽快找医生咨询和处理。

（5）运动时要注意保护脚，不要磨破或被异物戳破足部皮肤。

（6）每年至少到医院进行一次足部检查。

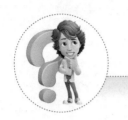

30. 控制血糖，要注意防止低血糖的发生

很多糖尿病患者认为治疗糖尿病就是把血糖控制得越低越好，殊不知如果治疗和用药不当，导致低血糖的危害会超过您的想象。

糖尿病患者低血糖判断标准是血糖低于 3.9 毫摩尔 / 升。低血糖是糖尿病患者接受药物治疗时一种常见的并发症，会使患者产生心悸、乏力、出汗、饥饿感、面色苍白、肢体发抖、头晕等身体不适感，严重低血糖会导致昏迷甚至死亡；长期反复严重的低血糖发作可导致中枢神经系统不可逆的损害，引起患者性格变异、精神失常、痴呆等。因此，在糖尿病管理中，医护人员和患者均应重视低血糖，做好低血糖的防治。

预防低血糖的发生，糖尿病患者要做到：

（1）定时定量进餐，保持生活起居有规律；

（2）严格按医嘱按时、按量用药；

（3）定期测试血糖，及早察觉低血糖症状；

（4）外出时，带上糖尿病识别卡、少量糖和食物；

（5）如低血糖持续或频繁出现应及早就医。

患者出现低血糖症状或怀疑低血糖时，应立即测定血糖水平，以明确诊断，无法测定血糖时暂时按低血糖处理，处理方法为：

（1）患者应立即进食 15~20 克的含糖食物，如两粒果汁糖或 1/3 罐含糖汽水；

（2）症状改善后应进食二块饼干或一片面包或一小碗饭或一碗面；

（3）若出现昏迷，切勿强行喂食，应立刻送医院。

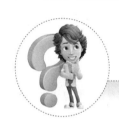

31. 得了糖尿病，国家将提供免费健康管理服务

为早期发现和治疗糖尿病患者，延缓糖尿病并发症发生，国家的基本公共卫生服务政策规定应对我国 35 岁以上的糖尿病患者提供免费健康管理服务。如果您得了糖尿病，记得要跟当地社区卫生服务中心或乡镇卫生院联系，他们将派医生给您建健康档案，并进行健康随访管理，服务内容如下：

（1）1 年 4 次免费测空腹血糖，至少 4 次面对面健康管理服务，指导您使用药物和改变不健康的生活方式；

（2）1 年 1 次较全面的健康体检，内容包括血压、身高、体重、腰围、皮肤、浅表淋巴结、心脏、肺部、腹部等常规体格检查，并对口腔、视力、听力和运动功能等进行粗测判断；

（3）如果血糖控制不理想，将转诊到上一级医院进行治疗。

另外，您还可以参加由社区卫生服务中心或乡镇卫生院组建的糖尿病自我管理小组，通过 6~8 次的小组活动，学习和交流糖尿病自我管理所需的知识、技能以及和医生交流的技巧，在医生的支持下，依靠自己解决慢性病给日常生活带来的各种躯体和情绪方面的问题。

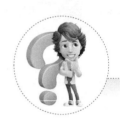

32. 科学监测血糖，争取早日达标

血糖监测是糖尿病治疗中的一项重要内容。有规律的监测血糖，可以了解食物、药物或运动对血糖的影响，评估治疗的有效性。我国 II 型糖尿病防治指南提出，空腹血糖达标值为 4.4 ~ 7.0 毫摩尔／升，非空腹血糖达标值为 4.4 ~ 10.0 毫摩尔／升

血糖监测包括每餐前、每餐后 2 小时和睡前等。建议如果病情稳定，每周测血糖 2 ~ 4 次（1 次空腹，2 ~ 3 次餐后），如病情不稳定、更换药物时或使用胰岛素强化治疗时一天测血糖 3 ~ 7 次。血糖监测具体频率和时间点应由患者和医生沟通后确定。

血糖检测方法一般采用便携式血糖仪测定毛细血管血糖，操作步骤如下：

（1）准备好血糖仪、血糖试纸、采血笔、一次性采血针、消毒酒精与棉球、锐器盒；

（2）将试纸插入血糖仪，确认血糖仪开机；

（3）用消毒酒精棉球擦拭手指的采血部位，并用干净的棉球或纸擦干；

（4）使用采血针在手指侧面采血，轻轻按摩，获得充足血量（一滴血）；

（5）用试纸吸取足量的血样，用干棉球压住出血点；

（6）等待测试结果出现，记录测试结果；

（7）将采血针、用过的试纸丢弃在锐器盒。

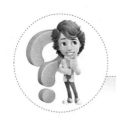

33. 综合治疗糖尿病，控制和延缓并发症进展

在日常疾病管理中，很多糖尿病患者都意识到血糖控制的重要性，但有的患者只重视血糖控制是否理想。值得注意的是，仅仅血糖达标对糖尿病患者是远远不够的，糖尿病慢性并发症除了跟血糖水平有关外，更与血脂、血压等密切相关，因此科学合理的糖尿病治疗策略应该是综合性的，包括降糖、降压、调脂、控制体重和不良生活方式的改善，为此，中国健康教育中心提出了糖尿病综合治疗健康新7点：

（1）饮食是基础：糖尿病患者要控制每日总能量，定时定量进餐，平衡低脂低盐，少食多餐。

（2）合理运动是手段：具体运动项目因人而异，运动强度适中，运动频率循序渐进；坚持有氧运动，如步行、做操、慢跑，适当进行肌肉力量锻炼；降糖药物治疗时避免空腹运动。

（3）病情监测是保障：全方位监测病情，除了监测血糖，还要监测糖化血红蛋白、血压、血脂等指标，及时调节饮食、运动、降糖药物剂量之间的平衡。

（4）药物治疗是武器：按照医嘱服用，不随意增加或减少药量，不随意停药，不忘记服药，服药期间应戒酒。

（5）心理疏导不可少：要学会跟疾病和平共处，结交病友，交流疾病管理经验，共同积极、乐观地面对生活。

（6）预防并发症为了生活好：每年要做1次糖尿病并发症筛查，包括眼底检查、尿微量白蛋白和血肌酐检测、足病筛查和心电图检查；吸烟者戒烟；在医生指导下服用阿司匹林。

（7）教育管理是核心：接受社区医院对糖尿病患者的健康教育，常与医生沟通自己了解病情，学习健康管理知识和技能。

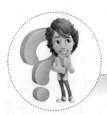

34. 合理使用降糖药物和胰岛素，为糖尿病保驾护航

很多糖尿病患者认为"是药三分毒"，还有些病友认为使用胰岛素会产生依赖，通过饮食和运动控制血糖就可以了，不愿意

用药。但如果患者病情发展较快，通过饮食和运动血糖控制达不到满意效果时，要及时到医院就诊，由医生根据病情制定药物治疗方案，使用口服降糖药物，必要时还需使用胰岛素治疗，以控制高血糖并降低糖尿病并发症。

另外，胰岛素并不会产生依赖，有的患者要一直使用胰岛素是由于患病时间长，口服药不能控制血糖的原因，如果糖尿病早期诊断出来，但血糖太高，口服药暂时不行，可以先用胰岛素一段时间，把血糖控制住，胰岛功能恢复了，患者也可以停用胰岛素。但是药物治疗方案患者一定要跟医生沟通后确定，遵医嘱用药。

Ⅱ型糖尿病药物治疗路径如下图，深色路径是考虑药物的疗效、价格和安全性等方面因素，并结合我国国情推荐的主要药物治疗路径，浅色路径为与深色路径相应的备选路径。同时，饮食和运动治疗要贯穿于药物治疗的整个过程，这样才能更好地发挥药物的疗效。

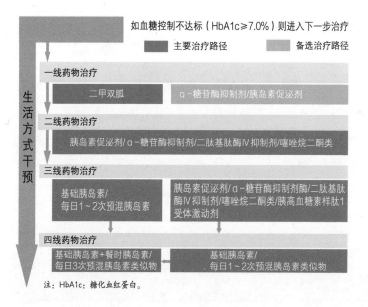

注：HbA1c：糖化血红蛋白。

第五章

血脂异常

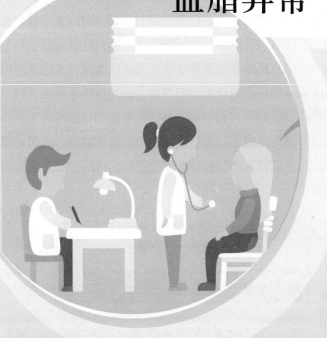

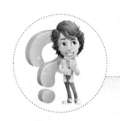

35."血脂异常"真面目，您了解多少？

血脂异常是由于脂肪代谢或转运异常造成的血浆中血脂水平过高或过低，可直接引起一些严重危害人体健康的疾病，如动脉粥样硬化、冠心病、胰腺炎等。血脂异常通常指总胆固醇、甘油三酯和（或）低密度脂蛋白胆固醇（俗称"坏胆固醇"）水平增高和（或）高密度脂蛋白胆固醇（俗称"好胆固醇"）水平降低的一组脂类代谢紊乱，即通常所说的高脂血症，俗称高血脂。临床上通常分为高胆固醇血症、高甘油三酯血脂、混合型高脂血症和低高密度脂蛋白血脂。除家族遗传因素之外，血脂异常的发病原因多与个人的行为、生活方式密切相关，如高脂、高盐饮食、吸烟、酗酒、缺乏运动、肥胖、精神压力大等。

临床上常规检测的血脂项目包括：

（1）总胆固醇（TC）；

（2）甘油三酯(TG)；

（3）低密度脂蛋白胆固醇(LDL-C)；

（4）高密度脂蛋白胆固醇(HDL-C)。

血脂异常：埋在体内的"不定时炸弹"。

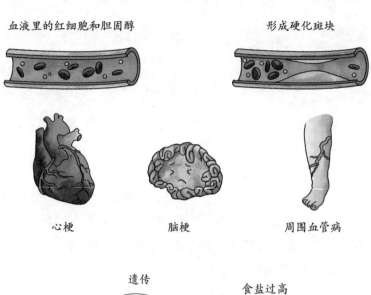

血液里的红细胞和胆固醇　　　　　形成硬化斑块

心梗　　　　　脑梗　　　　　周围血管病

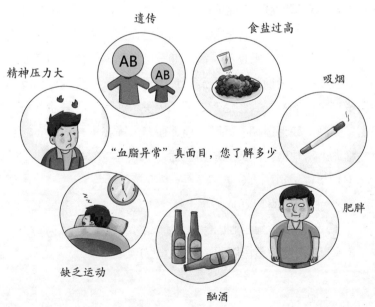

遗传　　　食盐过高

精神压力大　　　　　吸烟

"血脂异常"真面目，您了解多少

缺乏运动　　　酗酒　　　肥胖

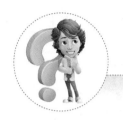

36. 血脂异常：埋在体内的一颗"炸弹"

初期阶段的血脂异常没有明显的症状，但是它与动脉硬化关系紧密。血液中的血脂含量高，首先会损伤动脉血管壁内膜，为脂质在血管壁内的沉积和积聚创造可乘之机。久而久之，血管壁内就会出现纤维组织增生和钙质沉着，并有动脉中层的逐渐蜕变和钙化，形成硬化斑块，造成血管狭窄和堵塞，犹如水渠被淤泥淤塞一样，阻碍血液正常流动。动脉血管一旦出现硬化、狭窄和堵塞，那么，心肌梗死（俗称"心梗"）、冠心病、缺血性脑卒中（俗称"脑梗"）和周围血管病等健康问题就会找上门。血脂异常对身体的危害具有不明显性、逐渐进行性和全身性的特点。早期多数人通常感觉不到明显的症状，对日常生活也没有多大的影响。这也是很多人不重视早期诊断和早期治疗的重要原因。但是血脂异常可以直接加速全身动脉粥样硬化的进程，一旦动脉被粥样斑块堵塞，就会出现身体重要器官和组织缺血的严重后果。通常，当患者出现头晕、头痛、胸部疼痛、肢体麻木等症状，多数已发展为心脑血管疾病，错失最佳预防和治疗时机。严重者还会造成猝死、半身不遂、半身麻木、言语不清、痴呆等不良事件和严重后遗症。因此，在日常生活中应重视预防和治疗血脂异常，它就像埋伏在我们体内的一颗"炸弹"，会在不经意中引爆。

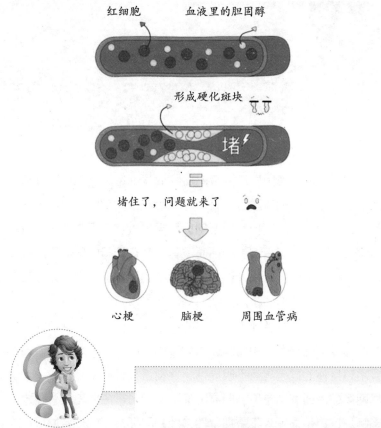

37. 做到四点，轻松预防血脂异常

血脂异常与个人的饮食、运动等生活方式密切相关。因此，预防血脂异常需从合理饮食、戒烟限酒、适量运动、定期体检四方面入手。

（1）合理饮食

多吃蔬菜和水果；少吃高脂肪和高胆固醇的食物，如鸡肝、鸭肝、猪脑等动物内脏。多吃鱼，尤其是深海鱼，每周至少2次；不吃甜食和零食；低盐饮食；食用油选择豆油、花生油、菜油、麻油等植物油，不用动物油；适量饮茶。

（2）戒烟限酒

香烟中的尼古丁可升高血压，引发心绞痛发作。过量饮酒可降低心功能，对胃肠道、肝脏、神经系统、内分泌系统都有害。预防血脂异常，要做到不吸烟、不喝酒或少喝酒。

（3）适量运动，保持理想体重

选择适宜的运动形式，如慢跑、快走、打拳、打球、跳广场舞等，坚持适量运动，保持理想体重。

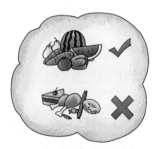

合理饮食

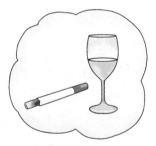

戒烟限酒

轻松预防血脂异常

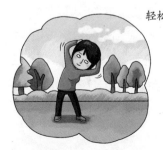

适量运动

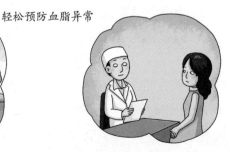

定期体检

（4）定期体检

20 ~ 40 岁成年人至少每 5 年检测 1 次血脂；建议 40 岁以上男性和绝经期后女性每年检测 1 次血脂；冠心病、脑卒中、糖尿病等患者及其高危人群，应每 3 ~ 6 个月检测 1 次血脂。

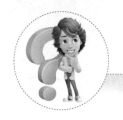

38. 胆固醇是吃进去的吗？

血胆固醇中，有 1/4 是吃进去的；3/4 是自身肝脏合成的。有 15% ~ 25% 的人对膳食胆固醇非常敏感；高危人群应严格控制饮食。

我们吃进去的胆固醇主要来源于肥肉、鸡蛋、内脏等"动物性食物"。通常胆固醇高的食物也会富含饱和脂肪酸，即饱和脂肪酸与胆固醇食物同源。

事实上，对于大多数健康人而言，天生就具有维持血液胆固醇稳定的机制，也就是如果从外部食物中摄入的胆固醇多了，自身合成的胆固醇就会相应地减少，以控制总量不变，可以"维稳"。虽然食物中摄入的胆固醇对人体血液中总胆固醇的量影响相对较小，但个体对胆固醇稳态调节能力差异很大，有 15% ~ 25% 的人群对膳食胆固醇敏感，也就是"维稳"能力较差。此类人群即饮食摄入 / 吸收胆固醇增多，会使体内血液总胆固醇显著升高。而这群人就要小心"病从口入"了。

　　胆固醇是人体必需的营养素之一，它是合成细胞膜、胆酸、维生素 D 的重要原料，但问题是多数人的血液胆固醇水平超过了人体的实际需要，当其在体内累积过量时，就会对机体产生不利的影响。所以说，适量摄入动物性食品，对补充身体必要的营养成分是有益的；但如大量无节制摄入，也将增加心脑血管疾病等慢性病风险。

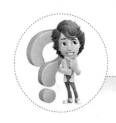

39. 高胆固醇的食物该怎么吃？

　　《中国居民膳食指南》强调"营养均衡"和"食物多样化"。蛋类建议每天 40 ～ 50 克（大约 1 个鸡蛋的量），吃鸡蛋不弃蛋黄；动物内脏含丰富的脂溶性维生素和一些微量元素，建议每月食用 2 ～ 3 次，每次 25 克（半两）左右；而脂肪尤其是动物性脂肪（动物油、肥肉）摄入过量是目前中国人膳食失衡的一大问题，指南建议每天烹调油用植物油，摄入量为每人 25 ～ 30 克（半两左右）。

　　看到这里你有什么发现？对于普通健康人来说，如果能够做到均衡营养和食物多样化，那就不需要担心胆固醇摄入超标的问题了！但需要强调的是，《居民膳食指南》是指导健康群体和大众的科学建议；针对已经患有高胆固醇血症人群，特别是动脉粥样硬化患者，必须强调应严格控制膳食中高胆固醇食物的摄入，建议每天胆固醇摄入量要低于 300 毫克。

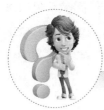

40. 他汀类药物——血脂异常和心脑血管疾病患者的福音

血脂异常是可以预防和治疗的。血脂异常和心脑血管疾病高危人群和患者仅靠生活方式干预降血脂还不够，还需服用药物降低血脂。降低低密度脂蛋白胆固醇是降脂治疗、防治冠心病的首要目标，可以有效降低冠心病和脑卒中等致死、致残性疾病的发病风险。他汀类药物对降低低密度脂蛋白胆固醇（"坏胆固醇"）效果显著，并有升高高密度脂蛋白胆固醇（"好胆固醇"）的效果，具有良好的调节血脂的效果。

此外，他汀类药物具有很高的安全性。很多人由于担心药物副作用，即使已经出现血脂异常，也不愿意坚持服用他汀类药物。其实，这种担心是不必要的。患者可在服用他汀类药物后的 6 个月去检查肝功能，如果在这个时期，肝脏没有因为服药受到影响，那就意味着以后可以长期服用。这是因为此类药物的副作用主要出现在最初服药的 6 个月之内，之后只要定期监测肝功能就是安全的。

因此，他汀类药物被公认为防治血脂异常和心脑血管疾病的首选药物，给血脂异常和心脑血管疾病患者带来了福音。

第六章

冠心病

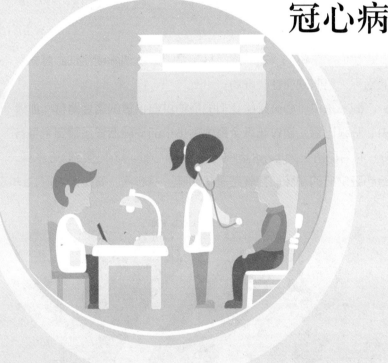

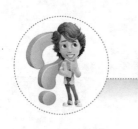

41. 什么是冠心病?

我们平常说的"冠心病"其实是"冠状动脉硬化性心脏病"的简称,也叫缺血性心脏病。

简单来讲,心脏是给我们的身体供血供氧的重要器官。血液由心脏泵出后,通过布满全身大大小小的动脉血管运输到全身各处,然后再由大大小小的静脉血管运回心脏。其中围绕心脏本身,给心脏供血的动脉血管就是冠状动脉。冠心病,就是因为冠状动

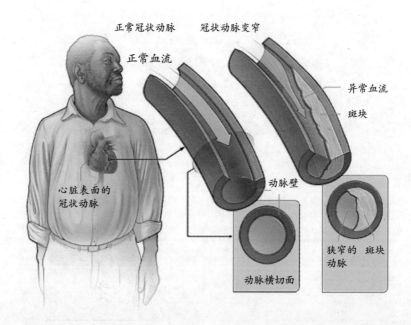

脉出了问题，发生了实质性的狭窄或阻塞，造成了心脏缺血，进而影响了全身的供血供氧。急性发病的话，就会出现缺血、缺氧或心肌坏死等一系列症状。发病时，患者常常会突然出现胸前区憋闷疼痛，气短、大汗淋漓、面色苍白等。患者被迫停止正在进行的活动，轻者能够在数分钟内自行缓解并在休息后逐渐恢复正常。现在，生活中经常会有这种患者，有必要学习识别并掌握一些急救常识，以便发病时及时得到抢救，挽救生命。

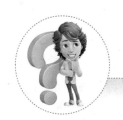

42. 冠心病的危害有哪些?

冠心病的危害很大，早期的疼痛感可能比较轻微并不明显，随后可能会蔓延至其他的部位，并常同时伴有眩晕、呼吸急促、恶心及昏厥等症状。严重的冠心病患者可能发生心绞痛、心肌梗死、心肌缺血、心律失常、心力衰竭和死亡。其中，房颤是严重心律失常的重要表现，猝死是冠心病患者死亡的常见原因。以下将冠心病可能发生的各类情况进行简要介绍。

（1）心绞痛

简单来讲，心绞痛是由于冠状动脉供血急性减少导致心脏急剧性的缺血与缺氧而引起的临床综合征，常常表现为发作性胸痛或胸部不适。这种疼痛和不适是由于心脏缺血反射到身体表面所感觉的疼痛。特征性表现为前胸阵发性、压榨性疼痛，可伴有其他症状，疼痛主要位于胸骨后部，可放射至心前区与左上肢，劳动或情绪激动时常发生，每次发作持续 3 ~ 5 分钟，可以隔几天一次，也可能一天里发生数次，休息或用硝酸酯类制剂（如硝酸甘油）后消失。这种疾病大多发生于 40 岁以上男性，常见诱发因素包括劳累、情绪激动、吃得过饱、受寒、阴雨天气、急性循环衰竭等。

心绞痛可以分为稳定型心绞痛和不稳定型心绞痛两大类。其中，稳定型心绞痛指的是发作 1 个月以上的劳力性心绞痛，每次发作的部位、频率、严重程度、持续时间、诱使发作的劳力大小，以及能达到缓解疼痛所需硝酸甘油的用量常常是类似且基本稳定的；不稳定型心绞痛指的是原来的稳定型心绞痛发作频率、持续时间、严重程度增加，或者新发作的劳力性心绞痛（发生 1 个月以内），或静息时发作的心绞痛。不稳定型心绞痛是急性心肌梗死的前兆，所以一旦发现应立即到医院就诊。

（2）心肌梗死

心肌梗死，通常简称"心梗"，是由于部分心脏的血液循环突然全部中断，局部心肌因缺氧而导致的严重损伤。心肌梗死的典型症状是胸骨后出现持续性剧烈压迫感、闷塞感，甚至刀割样疼痛，常波及整个前胸，以左侧为重。

心梗发生前一周左右常有预兆性的前驱症状，如静息和轻微体力活动时发作的心绞痛伴有明显的不适和疲惫。有时可能沿左臂小拇指方向向下放射，引起左手腕部、手掌和手指出现麻刺感，有时也可能放射至左侧的胳膊、肩、颈部、下颌，以左侧为主。疼痛部位与以前心绞痛部位一致，但持续更久，疼痛更重，休息和含硝酸甘油不能缓解。有时候表现为上腹部疼痛，容易与腹部

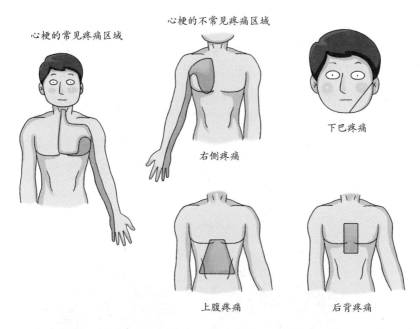

心梗的常见疼痛区域

心梗的不常见疼痛区域

右侧疼痛

下巴疼痛

上腹疼痛

后背疼痛

疾病混淆。伴有低热、烦躁不安、多汗和冷汗、恶心、呕吐、心悸、头晕、极度乏力、呼吸困难、濒死感，持续 30 分钟以上，常达数小时。发现这种情况时，应立即去医院就诊。

（3）房颤

心房颤动，通常简称房颤，是常见的快速性心律失常之一。这种心律失常可引起心脏（心房）的两个上心室发生颤动而不是有效地跳动，导致血液不能完全泵出，这又进一步地导致血液郁积从而产生血栓。这些血栓可行至大脑，阻塞动脉并中断大脑的血液供应。房颤如不及时治疗可引起严重的并发症，如脑动脉栓塞、周围动脉栓塞、肺栓塞、心功能不全、心脏性猝死等并发症。

心房颤动的特征性表现就是脉搏不规律。临床症状可能包括心悸、胸痛或胸部不适、呼吸短促、头晕和昏厥。

（4）心力衰竭

心力衰竭，简称心衰，是指由于心脏的收缩功能和（或）舒张功能发生障碍，不能将静脉回心血量充分地从心脏排出，导致静脉血管里的血液淤积，动脉血管的血液灌注不足，从而引起心脏循环障碍而出现一系列症状的症候群。集中表现为肺瘀血、腔静脉瘀血。心力衰竭并不是一个独立的疾病，而是心脏疾病发展的终末阶段。其中绝大多数的心力衰竭都是以左心衰竭开始的，即首先表现为肺循环瘀血。

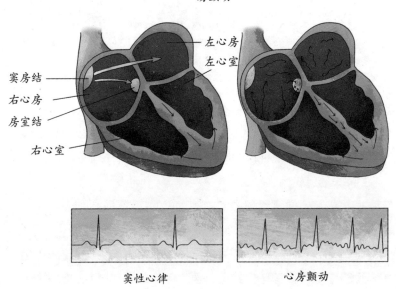

心房颤动

窦性心律　　　　　　心房颤动

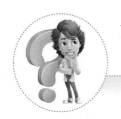

43. 什么样的人容易患冠心病?

很多人误以为冠心病是老年人才会发生的疾病，其实并非如此。近年来，越来越多的年轻人都被查出患有冠心病，并频频发生猝死事件，它已不只是"老年病"的代言了。那么，究竟什么样的人会容易患冠心病呢?

（1）40 岁以上的中老年人。冠心病传统意义是一种老年退行性改变，随着年龄的增长，动脉粥样硬化会逐步加重，就像皱纹增加一样，年龄是至关重要且不可逆的因素。

（2）吸烟的人。吸烟者患冠心病的风险比不吸烟者至少大 2 倍，且与逐日吸烟支数成正比。在 35 ~ 45 岁的人群中，吸烟者死于冠状动脉病的人数，是不吸烟者死于冠状动脉病人数的 5 倍以上。香烟可损坏动脉，加速动脉粥样硬化的进程并使心脏缺氧。

（3）饮食不合理，缺乏运动的人常食用较高能量的膳食，摄入较多的动物脂肪和胆固醇，往往易患本病，主要表现为代谢综合征（肥胖、高血脂、高血压、高血糖等）。

（4）"三高"病人。即高脂血症、高血压、高血糖（糖尿病）患者。这类疾病将增加患者患冠状动脉病的危险。男性糖尿病病人罹患冠状动脉病的概率是其他男性的 2 倍，女性糖尿病病人罹患冠状动脉病的概率，则是其他女性的 5 倍。高血压患者的心脏需加倍工作，心脏病发作的机会也更高。其中，血压升高是冠心病的独立危险诱因。高血压病病人患冠心病的风险是血压正常者的 4 倍。

（5）具有冠心病家族史的人。若家族中有人患上冠心病，心脏病发作概率则更高。另外家族型高胆固醇血症也值得关注。有些老人很消瘦却患有严重的冠心病，除血胆固醇及低密度脂蛋白都很高之外，没有其他的危险因素，并且通常其子女的血胆固醇水平也普遍很高，这类人群应争取早发现早治疗。

什么样的人容易患冠心病？

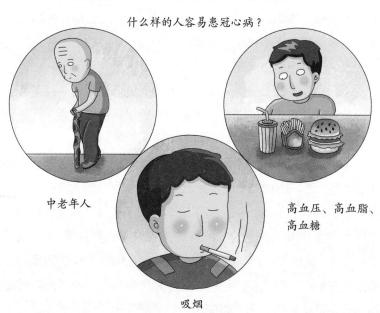

中老年人

高血压、高血脂、高血糖

吸烟

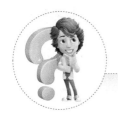

44. 得了冠心病怎么办？

如果已经被确诊为冠心病，应该积极调整生活方式、遵医嘱合理用药，必要时进行其他特定治疗。具体措施如下：

（1）积极采取健康生活方式。主要包括戒烟限酒；低脂低盐饮食，减少膳食脂肪，尤其是要减少饱和脂肪和胆固醇的摄入，做到营养均衡；适当运动；维护健康体重；保持心理平衡。

（2）药物治疗。药物治疗是冠心病治疗的基础，尤其是他汀类药物治疗是冠心病患者降低胆固醇的基石，对他汀类药物疗效和耐受性好的患者，必须坚持长期有规律地服用。常用药物包括以下几类：

① 血脂调节药物：辛伐他汀、阿托伐他汀、瑞舒伐他汀、菲诺贝特等；

② 抗血小板药物：阿司匹林、氯吡格雷等；

③ 硝酸酯类药物：异山梨酯、单硝酸异山梨酯、复方丹参滴丸等；

④ β-受体阻断剂：阿替洛尔、美托洛尔等；

⑤ ACEI/ARB：卡托普利、氯沙坦等；

⑥ 钙通道阻断剂：硝苯地平、地尔硫卓等；

⑦ 其他药物：利尿药物、补钾药物、抑酸药物等。

（3）必要时的血运重建治疗。主要包括经皮冠状动脉支架植入术（PCI）、冠状动脉旁路移植术（简称冠脉搭桥术，CABG），介入治疗和外科冠脉搭桥术治疗后，患者仍需要接受长期的规范药物治疗。

（4）其他冠心病急症治疗。

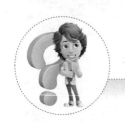

45. 做了心脏支架术后就一劳永逸了吗？

冠脉支架植入术，常常简称为"支架"术，是治疗冠心病的有力武器之一，能有效缓解症状、挽救生命。但不少人认为，支架植入是"根治性"手术，可以一劳永逸地解决冠心病，这是最常见的误区之一，因为支架术后还要继续进行常规的药物治疗及生活方式的管理。

（1）遵照医嘱服用抗血小板药物、他汀类调脂药等。其中，抗血小板药物阿司匹林一般需要终身服用，常用阿司匹林肠溶片（100毫克/片）。另一类抗血小板药物氯吡格雷、替格瑞洛等的服用时间需要根据支架类型及病情等方面来定，一般需要服用1年。他汀类调脂药如阿托伐他汀、瑞舒伐他汀等，一般也需要长期服用。其他药物还包括血管紧张素转换酶抑制剂（如"××普利"），β-受体阻断剂（如"美托洛尔"）等。

（2）定期复诊很重要。复诊时，医生会根据个体情况调整药物的剂量、类型等，以促进病情稳定好转，同时也尽可能减少药物副作用。

（3）调整生活方式。支架术后，患者应在专业医生指导下，逐渐增加活动量直至恢复到正常健康状态。遵循"低盐低脂"的饮食原则，保证足量的新鲜蔬菜水果、肉、奶类食物摄入，戒烟限酒，控制体重，保持乐观的情绪和足够的睡眠。

（4）注重监测血压、控制血糖。

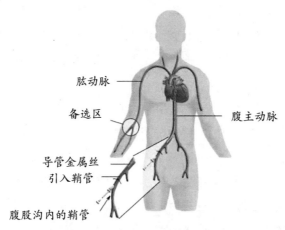

肱动脉

备选区

腹主动脉

导管金属丝
引入鞘管

腹股沟内的鞘管

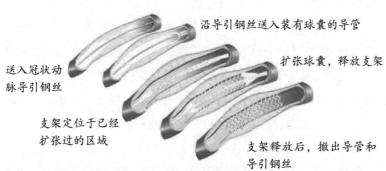

沿导引钢丝送入装有球囊的导管

送入冠状动脉导引钢丝

扩张球囊，释放支架

支架定位于已经扩张过的区域

支架释放后，撤出导管和导引钢丝

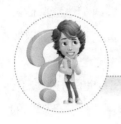

46. 心脏起搏器安装术后管理

心脏起搏器是一种植入于体内的电子治疗仪器，通过脉冲发生器发放由电池提供能量的电脉冲，通过导线电极的传导，刺激电极所接触的心肌，使心脏激动和收缩，从而达到治疗某些心律失常所致的心脏功能障碍的目的。那么，安装了起搏器后，要注意什么呢？

（1）体力活动要适量，循序渐进。术后1~3个月要避免剧烈运动，3～6个月后，体质好的中青年可以恢复工作，老年患者应遵医嘱运动。

（2）要保持良好的规律生活、心情开朗、情绪稳定，戒烟限酒，吃饭不宜过饱。注意保护埋置起搏器处的皮肤，避免外力撞击。

（3）学会自测脉搏，自我监测起搏器工作情况。术后监测脉搏应该保证每天在同一种身体状态下，如每天清晨醒来或静坐15分钟后监测脉搏。在安置初期及电池寿命将至时，初期探测脉搏可了解起搏情况，末期探测则可及早发现电池剩余能量。

（4）定期复诊，植入心脏起搏器的患者应术后1个月、3个月、半年及之后的每年应至少复诊一次，以鉴定起搏器工作是否正常。但在接近起搏器限定年限时，应增加复诊的频率。若自觉心悸、胸闷、头晕、自测脉搏缓慢或出现呼吸困难、腿部和脚腕部肿胀等情况，应立即到医院就诊。

（5）遵医嘱，服用必要的药物。心脏起搏器不能根治心脏的原发病，仍需服用冠心病等药物。

（6）应随身携带心脏起搏器卡片，看医生时应主动告诉医生已安装起搏器。

（7）避免外界因素对起搏器功能的干扰：

①避免接近大磁场，使用手机或无绳电话时保证距离起搏器30厘米以上，接听手机推荐放在安装部位的对侧耳朵。避免使磁铁（包括所有的磁疗健身器械、微波炉等）靠近起搏器。保证所有的常用电器接地，避免接触漏电的设备。

②刚植入起搏器的第一周，植入侧的手臂不要高举过头或剧烈活动；三个月内，植入侧的手臂避免做剧烈活动，在以后的生活中，避免让起搏器植入侧的手臂负重。

③如果开车，避免安全带撞击或压迫起搏器，可垫一个垫子以分散压力。

④避免打开引擎盖修理汽车发动机等动作。驾驶摩托车或乘坐剧烈颠簸的汽车时，可能对频率适应型起搏器产生影响。

⑤如乘飞机，出示起搏器卡可免除安全检查。

⑥如果万一起搏器受到干扰不能正常工作，您可能会出现心悸、头晕、乏力，甚至晕厥。或者脉搏规律突然改变，或者您觉得又出现了植入起搏器之前的症状。脱离干扰后，这些症状通常很快消失。如果在确信脱离干扰后症状仍然存在，请尽快通知医生或者拨打"120"并立刻去心脏专科医院做详细的检查。

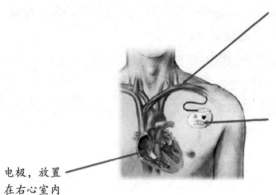

锁骨下静脉，电极通过这根血管进入右心室

脉冲发生器（起搏器），发放电冲动

电极，放置在右心室内

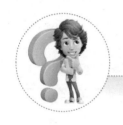

47. 冠心病人如何预防心梗？

　　急性心肌梗死（简称心梗）是心肌细胞的急性缺血性坏死。大部分是由于给心肌供血的冠状动脉供血急剧减少或中断，使相应心肌因严重、持久急性缺血缺氧而坏死。最常见的原因是冠心病。一旦发生心肌梗死，死亡率极高，即便经过抢救挽回了生命，对之后的生活质量和身体健康也会有一定影响。并且，发生过心肌梗死的患者再次发作的可能性、危险性更高。

　　心梗常见的诱因包括剧烈运动、创伤、情绪波动、感染、出血、脱水或严重心律失常等。冠心病患者应该严格控制高血压、糖尿病、血脂代谢异常、肥胖、吸烟等可控制的危险因素，定期检查，按医嘱服药，随身携带硝酸甘油等急救药物。

此外，冠心病患者生活中禁止搬过重的物品、注意饮食起居，做到劳逸结合，保持心理平衡。如饮食应富有营养，以清淡为主，多吃鱼类、豆制品和新鲜蔬菜，不要暴饮暴食及酗酒；要根据天气变化增减衣服，天气骤冷更要防寒保暖；避免过度紧张、激动、焦虑、抑郁等不良情绪。不要在饱餐或饥饿的情况下洗澡，洗澡水水温最好与体温相当。

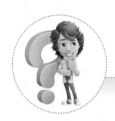

48. 急性心梗信号的识别及处理

急性心肌梗死是一种致命的急症，因此我们应要学会识别其急性发作的前驱信号，尽可能地提高生存的机会和质量。特别是对于男性和超过 65 岁的人以及有高胆固醇血症、高血压、肥胖、吸烟、糖尿病和心脏病家族史等危险因素的人。出现以下这些表现时应该格外警惕，及时送医。

（1）恐惧感：心肌梗死会导致患者出现强烈的焦虑或者对死亡的恐惧。

（2）胸部不适 / 胸痛：通常在胸骨后或左胸部，可向左上臂、下颌部、背部和肩部放射，有时，疼痛部位不典型，可出现在上腹部、颈部、下颌等部位。疼痛常持续 20 分钟以上，通常呈剧烈的压榨性疼痛和紧迫、烧灼感，常伴有呼吸困难、出汗、

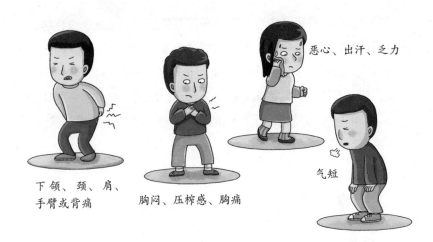

下颌、颈、肩、手臂或背痛

胸闷、压榨感、胸痛

恶心、出汗、乏力

气短

恶心、呕吐或眩晕等。女性心肌梗死患者的疼痛可能不明显，但可能伴有烧灼感。老年人更多地表现为呼吸困难。

（3）脉搏快或不规则：脉搏加快或不规则，特别是在伴有虚弱、头晕和气短等症状时，可能是心肌梗死、心力衰竭或心律失常的表现。

（4）水肿：心肌梗死往往引起心力衰竭，心力衰竭可有体液潴留，导致肢体水肿和体重突然增加，通常表现为足部、脚踝、下肢或者腹部水肿。

（5）虚弱感：有些人在心肌梗死前或心肌梗死发作时可能会出现原因不明的极度虚弱无力感。例如，有的患者可能会说自己连一张纸都拿不起来。

（6）有心脏病史者，心绞痛症状加重，发作时间延长，使用硝酸甘油的效果变差。

一旦出现这些症状，有上述症状者应尽快到医院就诊，提高警惕，及时就医是关键。

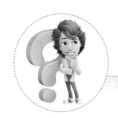

49. 测一测您在未来十年发生心血管疾病的风险有多大

目前，通过一些简单的方法可以粗略评估个人未来十年发生心血管病的风险，以期做到早期预防，降低疾病发生的风险。具体如"国人缺血性心血管病（ICVD）10 年发病危险评估表"所示，首先需要了解自己的身高、体重、收缩压水平、舒张压水平、总胆固醇和血糖水平，根据各个危险因素的水平计算各项得分。然后，计算总得分，再次查阅绝对风险，并与参考标准比较，获得与参考标准相比，发生心脑血管疾病的相对危险。

如李女士，43 岁，身高 1.6 米，体重 60 公斤，体质指数（BMI）为 23.43 公斤 / 米 ^{2}，血压为 132/85 毫米汞柱，总胆固醇为 180 毫克 / 分升，不吸烟，没有糖尿病。那么这位女性，她的年龄得分是 1 分，血压得分是 1 分，体质指数得分是 0 分，总胆固醇得分是 0 分，吸烟得分是 0 分，糖尿病得分是 0 分，危险因素总得分是 2 分。根据总分为 2 分，查表得出 10 年缺血性心血管病绝对危险是 0.3%。而在 40 ~ 44 岁这个年龄段，缺血性心血管病的平均危险是 0.4%，最低危险是 0.1%，那么李某在未来十年发生心脑血管疾病的发病风险比最低风险的人高，但是低于人群平均水平，其心脑血管疾病发病风险是中等危险。

国人缺血性心血管病（ICVD）10 年发病危险评估表（女性）

第一步：评分			
年龄 / 岁	得分	收缩压 / 毫米汞柱	得分
35 ~ 39	0	< 120	− 2
40 ~ 44	1	120 ~ 129	0
45 ~ 49	2	130 ~ 139	1
50 ~ 54	3	140 ~ 159	2
55 ~ 59	4	160 ~ 179	3
≥ 60 岁，每增加 5 岁得分加 1 分		> 180	4
体质指数 /（公斤 / 米²）	得分	总胆固醇 /（毫米 / 分升）	得分
< 24	0	< 200	0
24 ~ 27.9	1	≥ 200	1
≥ 28	2		
吸烟	得分	糖尿病	得分
否	0	否	0
是	1	是	2
第二步：计算总得分（所有得分相加）			
第三步：查绝对危险			
总分	10 年 ICVD 绝对危险 /%	总分	10 年 ICVD 绝对危险 /%
− 2	0.1	6	2.9
− 1	0.2	7	3.9
0	0.2	8	5.4
1	0.2	9	7.3
2	0.3	10	9.7
3	0.5	11	12.8
4	1.5	12	16.8
5	2.1	≥ 13	21.7

第四步：与参考标准比较，求得相对危险		
10 年 ICVD 绝对危险（%）参考标准		
年龄 / 岁	平均危险	最低危险 [a]
35 ~ 39	0.3	0.1
40 ~ 44	0.4	0.1
45 ~ 49	0.6	0.2
50 ~ 54	0.9	0.3
55 ~ 59	1.4	0.5

注：a 最低危险是根据收缩压小于 120mmHg，体质指数小于 $24kg/m^2$，总胆固醇低于 140mg/dL，不吸烟且无糖尿病的同龄人所取得的危险。

国人缺血性心血管病（ICVD）10 年发病危险评估表（男性）

第一步：评分			
年龄 / 岁	得分	收缩压 / 毫米汞柱	得分
35 ~ 39	0	< 120	− 2
40 ~ 44	1	120 ~ 129	0
45 ~ 49	2	130 ~ 139	1
50 ~ 54	3	140 ~ 159	2
55 ~ 59	4	160 ~ 179	3
≥ 60 岁，每增加 5 岁得分加 1 分		> 180	4
体质指数 / （公斤 / 米 ^{2}）	得分	总胆固醇 / （毫克 / 分升）	得分
< 24	0	< 200	0
24 ~ 27.9	1	≥ 200	1
≥ 28	2		
吸烟	得分	糖尿病	得分
否	0	否	0
是	1	是	1

第二步：计算总得分（所有得分相加）			
第三步：查绝对危险			
总分	10 年 ICVD 绝对危险 /%	总分	10 年 ICVD 绝对危险 /%
≤ - 1	0.3	9	7.3
0	0.5	10	9.7
1	0.6	11	12.8
2	0.8	12	16.8
3	1.1	13	21.7
4	1.5	14	27.7
5	2.1	15	35.3
6	2.9	16	44.3
7	3.9	≥ 17	≥ 52.6
8	5.4		
第四步：与参考标准比较，求得相对危险			
10 年 ICVD 绝对危险（%）参考标准			
年龄 / 岁	平均危险		最低危险 [a]
35 ~ 39	1.0		0.3
40 ~ 44	1.4		0.4
45 ~ 49	1.9		0.5
50 ~ 54	2.6		0.7
55 ~ 59	3.6		1.0

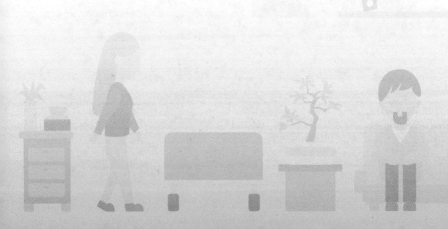

第七章

脑卒中

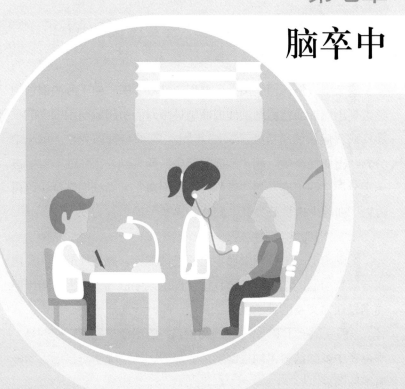

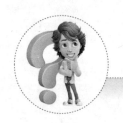

50. 什么是脑卒中?

脑卒中,俗称"中风",是指急性发病的,由于颅内血管突然破裂出血或血管堵塞造成血液循环障碍而引起脑组织损伤的一组疾病。症状通常持续 24 小时以上,有时会导致死亡。脑卒中分为"出血性卒中"和"缺血性卒中"两大类,出血性卒中可进一步分为"脑出血"和"蛛网膜下腔出血",而缺血性卒中可再分为"血栓形成性脑梗死"和"脑栓塞"等。

(1)出血性卒中包括:

①脑出血(又称脑溢血)是原发性的、非外伤性的脑实质内血管破裂引起的出血,约占我国全部脑卒中的 1/5 以上。脑出血通常表现为突发的神志丧失、头痛、呕吐、血压增高、鼾声大作等。一般头颅 CT 和 MRI 检查可确诊。脑出血早期死亡率很高,幸存者中多数留有不同程度的运动障碍、认知障碍、言语吞咽障碍等后遗症。

②蛛网膜下腔出血是脑部血管破裂出血后流到蛛网膜下腔(软脑膜和蛛网膜之间的空腔)。最常见原因是先天性颅内动脉瘤和脑血管畸形破裂,其次为高血压、脑动脉硬化、颅内肿瘤和血液病等。主要症状有剧烈头痛、呕吐、颈项强直、突然神志丧失、大小便失禁、血压升高等,一般不出现偏瘫、失语等脑功能

缺损症状。结合 CT 检查和腰椎穿刺脑脊液一般可以确诊。脑血管造影（ DSA ）检查可帮助明确是动脉瘤还是脑血管畸形引起的。

（2）缺血性卒中，又称为脑梗死，是指脑部血管由于种种原因引起的血管管腔变窄，部分或完全闭塞，血液供应障碍，最终引起局限性脑组织的缺血、缺氧、软化或坏死等不可逆的损伤。脑梗死约占我国全部脑卒中的 3/4。脑梗死的临床常见类型有脑血栓形成和脑栓塞。一般头颅 CT 和 MRI 检查可明确诊断。

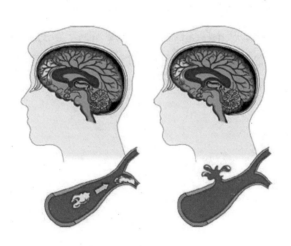

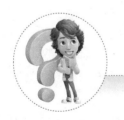

51. 脑卒中的危害有哪些？

脑卒中，俗称"中风"，是一种严重的脑血管疾病，具有患病率高、发病率高、死亡率高、致残率高的"四高"特征。全世界每年有近 600 万人死于脑卒中，全世界每 6 秒钟就有 1 人死于脑卒中。在我国每 12 秒就有一人发生脑卒中，每 21 秒就有 1 人死于脑卒中。脑卒中的致残率很高，存活的患者中，有 75% ~ 80% 会留有不同程度的残疾，其中，重度残疾甚至超过 40%。并且，估计 1/4~1/3 可能在 2 ~ 5 年内复发，给家庭和社会带来沉重的经济负担、精神负担，严重影响生活质量。脑卒中的关键、可控的危险因素包括高血压、吸烟、糖尿病、血脂异常、缺乏锻炼、不合理饮食等。为减少脑卒中的发生和相关疾病负担，应做好预防，采取健康生活方式、控制体重、血压、血糖、血脂水平等，从而降低脑卒中发生的风险。

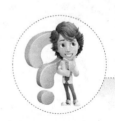

52. 什么样的人容易患脑卒中?

如能在早期发现脑卒中的高风险人群，并使其积极进行有关的生活方式调整、降低血压等危险因素水平，可以有效降低脑卒中发生的风险，避免脑卒中带来的伤害和经济负担。那么什么样的人容易发生脑卒中呢?

首先，以前得过脑卒中的人，或者是有过短暂性脑缺血（发作 TIA，表现为一过性讲话不清、偏瘫、偏身感觉障碍、单眼黑矇、眩晕、步态不稳等）的属于脑卒中的高风险人群。另外，以下 8

个因素中，如果满足条件大于或等于其中 3 个的，属于高危人群；如果满足条件少于 3 个的，但患有慢性病（高血压、糖尿病、房颤或瓣膜性心脏病之一）者，为脑卒中中危人群，若满足条件少于 3 个，且无慢性病者为低危人群。

8 个因素如下：

（1）血压高于或等于 140/90 毫米汞柱；

（2）房颤或瓣膜性心脏病；

（3）吸烟；

（4）血脂异常（甘油三酯大于（等于）2.26 毫摩尔 / 升，或总胆固醇大于（等于）6.22 毫摩尔 / 升，或低密度脂蛋白胆固醇（LDL）大于（等于）4.14 毫摩尔 / 升，或高密度脂蛋白胆固醇 HDL 小于 1.04 毫摩尔 / 升）；

（5）患糖尿病；

（6）缺乏身体活动（每周中重度身体活动次数少于 3 次且少于 30 分钟 / 次，从事中重度体力劳动者视为不缺乏）；

（7）明显超重（BMI ≥ 26 公斤 / 米 ^{2}）；

（8）有脑卒中家族史。

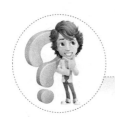

53. 得了脑卒中应该怎么办？

如果已经确诊为脑卒中，应主动联系医院，并按照医嘱积极治疗。无论是出血性还是缺血性脑卒中，早期的积极治疗都至关重要。例如，到达医院急诊室 1 小时内应该完成 CT 等必要的检查。缺血性脑卒中要求发病 4.5 小时内应进行溶栓治疗。

对于卒中急诊常常需要完成的医学影像学检查有：①头部 CT 扫描——CT 检查能帮助鉴别卒中的类型（如缺血性卒中或者出血性卒中）和卒中的严重程度；②头部核磁共振扫描（MRI）——可提供更加详尽和清晰的脑部影像学图片，对于某些类型的卒中可取代 CT 扫描，或者进一步明确 CT 检查是否正确；③其他检查还包括血液检查、胸片、心电图、多普勒超声检查等。

卒中的治疗方式取决于：①卒中的类型；②是否还有其他临床症状；③头部 CT 检查的结果。

如果患有缺血性卒中，常用的药物和治疗包括：

（1）溶栓治疗。以改善脑部血液循环，恢复脑功能。如果排除禁忌证，患者将会在 3~4.5 小时之内给予溶栓药物。如果超出该时间，需要根据具体情况，权衡利弊，经专科医师决策是否仍采取溶栓。

（2）应用阿司匹林。卒中后 48 小时内将被立刻给予，并连续服用 14 天。之后，患者将终身服用小剂量的阿司匹林。

（3）饮食管理。有吞咽功能障碍者，医生会在进行评估后，决定患者暂时是否能够自己饮水或进食，以免因呛咳、误吸等导致生命危险。如果病情不允许饮水或进食，医生将会对患者进行静脉输液，补充所需要的营养物质和水分；如果吞咽功能障碍持续存在，医生将会为患者留置胃管（一种通过鼻腔连接胃部的医用导管），将营养物质通过胃管导入胃肠道中，也可以通过静脉或胃管途径给予药物治疗。当病情改善后，可撤出胃管。

（4）护理和康复。发生卒中后，应密切注意患者的身体姿势，帮助患者翻身、在床边适当活动，保护患者肢体，减少褥疮、肺炎、尿路感染等并发症，进行有益于提早恢复功能的康复锻炼。

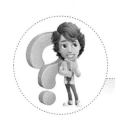

54. 脑卒中信号的识别及处理

早期识别脑卒中的信号至关重要，下面是识别脑卒中的简易方法，即 FAST 评估法。具体是指：

（1）F（face，脸），是指脸部情况的观察和评价。具体是让患者微笑一下，如患者微笑的时候面部不对称，一侧不能微笑，提示患者面瘫，是脑卒中的常见临床症状之一。

（2）A（Arm，手臂），是手臂的观察和评价。具体是让患者双手平举保持 10 秒钟。如果患者卧位时上肢水平 45 度抬举无法坚持 10 秒钟而下降或坠落，或下肢水平抬举 30 度无法坚持 5 秒而下降或坠落者视为肢体力弱。

（3）S（Speech，语言），是语言状况的观察。具体是让患者说一句较长的话，如果说时有困难或者找不着词或者家属理解困难，提示有语言障碍。

（4）T（Time，时间），是评估上述情况后，必要时要抓紧时间抢救生命。如果上述三项有一项存在，务必立即拨打急救电话"120"。

　　如果出现脑卒中症状，应该怎么办呢？

　　（1）如果发现出现脑卒中症状，要保持安静，卧床休息，通知周围人或家人，并且让了解病情的家属陪同入院以便给医生提供详细病史。

　　（2）紧急拨打急救电话。尽快选择能治疗脑卒中的专业医院。脑卒中最佳治疗时机是发病后3小时内，不能等待自我转好，以免失去了最佳治疗时间。搬动最好用担架，途中避免颠簸。

　　（3）家庭紧急处理。如果家里有血压计的话，测量并记录血压。注意不要给患者用一些不能确定的药物以免出现药物的不良反应或者因为脑卒中患者的吞咽问题造成呛咳、误吸，增加治疗的麻烦。

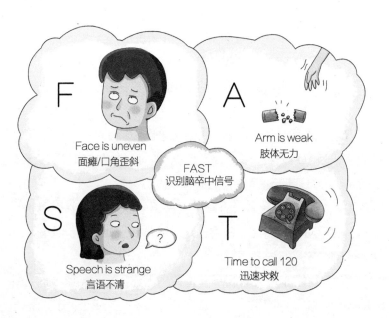

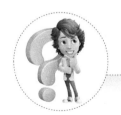

55. 脑卒中的预防和控制有哪些措施？

预防脑卒中的发生就需要从控制危险因素入手。应做到采取健康生活方式，维持健康体重、控制血糖、血压和血脂。具体而言：

（1）控制高血压。高血压是最主要的发病因素，血压一般应控制在 130/85 毫米汞柱。

（2）控制血脂。尤其是低密度脂蛋白胆固醇，高血压胆固醇是动脉粥样最重要的发病因素。

（3）防治糖尿病。糖尿病是卒中的独立危险因素。

（4）戒烟，限酒。如有饮酒的习惯，每天不超过 25 克酒精的酒类消费。相当于葡萄酒 100～150 毫升，啤酒 250～500 毫升，白酒 25～50 毫升，女性减半。

（5）活跃生活，适量运动。每周进行多种形式的中等强度活动 150 分钟，日常生活少静多动。尽可能减少每天久坐时间。

（6）平衡膳食。低盐（每天食盐摄入不超过 5 克，高血压患者每天不超过 3 克）、低脂（每天烹调用油不超过 25 克），控制体重，适量进食新鲜蔬菜水果以及补充钾、镁离子。

（7）抗血小板治疗。阿司匹林、氯吡格雷是缺血性卒中二级预防的有效药物。

（8）保持情绪乐观，心理健康，也是重要的预防措施。

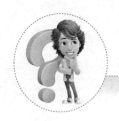

56. 脑卒中的康复

脑卒中治疗功能问题时康复的根本目的是最大限度地减轻障碍和改善功能，预防并发症，最终使患者回归家庭，融入社会。规范的康复流程和治疗方案对降低急性脑血管病的致残率，提高患者的生活质量具有十分重要的意义。

脑卒中的康复主要分为三级，其中：

一级康复是脑卒中的早期康复，是指患者早期在医院急诊室或神经内科的常规治疗及早期康复治疗。多在发病后 14 天以内开始。主要是未受累肢体的摆放、关节的被动活动、早期床边坐位保持和坐位平衡训练。

二级康复是指脑卒中恢复期的康复，一般在康复中心和综合医院康复科进行。主要内容是在康复医生进行评估的基础上，开展坐位平衡、移乘、站立、重心转移、跨步、进食、更衣、排泄等以及全身协调性训练、立位平衡、实用步行、手杖使用及上下楼梯等。如果患者治疗有效且为进入社区康复做好了准备，那么就可以进入社区进行康复。

三级康复，也就是社区康复。社区康复医生在二级康复的基础上，根据患者居住环境制定康复计划并负责实施训练。如果患

　　者功能恢复达到平台期，可以对患者及其家属进行康复宣教，使患者可以在家中进行常规的锻炼以维持功能。

　　实际上，由于经济原因以及康复知识的不足，很多脑卒中患者在医院度过急性期后就出院了，并没有得到正规系统的康复治疗和指导，而直接回到家庭。家庭康复中务必要避免"不让病人做任何事""仅仅活动手脚、走路，而缺乏专业指导""缺乏语言交流，忽视语言障碍的康复""忽视吃饭喝水安全呛入异物导致吸入性肺炎"等认识误区影响康复效果和生存质量，甚至造成脑卒中再发、肺部感染等。

第八章

癌症

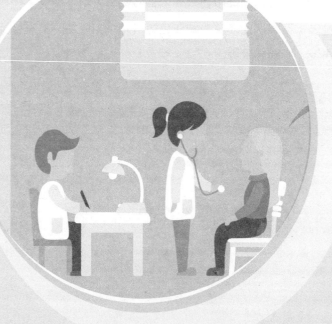

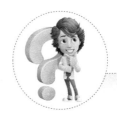

57. 您了解癌症吗?

在我国，癌症对于很多人都是一个很忌讳的话题。癌症不是"绝症"，也不像传说的那样，是"不治之症"，它不等同于死亡。世界卫生组织将癌症定义为："癌症是可以控制的慢性病"。这意味着癌症和大家所熟知的高血压、糖尿病一样是一种慢性病。

大家经常会问到肿瘤和癌症是一回事吗？其实，肿瘤根据性质不同可以分为良性肿瘤和恶性肿瘤，其中恶性肿瘤才是人们所说的"癌症"。严格来说，医学上将癌症又分为两种：来源于上皮组织的恶性肿瘤称为"癌"，来源于间叶组织（肌肉、血液、骨骼、结缔组织）的恶性肿瘤称为"肉瘤"。

大家也经常会问，现在为什么总听到周围人患癌啊，原因之一，我国已经步入老龄化社会，老龄化是癌症形成的一个基本因素，如肺癌等许多癌症的发病率都是随年龄增长而升高的；原因之二，随着生活水平的提高，人们越来越关注自身健康，人的寿命也在增长，加之医疗设备和技术的进步能比以前诊断出"更多"的患者，从前许多患者即便是死于癌症的，也许都无法获得确切诊断；原因之三，社会的发展带来的生活方式、饮食习惯改变，工作节奏加快以及环境污染、食品安全、心理负荷增加也是致癌的重要因素。这些现代化生活带来的副作用，都增加了个人癌症的发病率。

良性肿瘤与恶性肿瘤（"癌症"）的特征

肿瘤分类	生长速度	与周围组织关系	手术治疗	危害	常见疾病
良性肿瘤	缓慢	不浸润周围组织，边界清晰，肿块用手触摸可浮动，质地相对较软	手术容易切除，不复发，不转移	危害相对小，对生命无影响	脂肪瘤、纤维瘤、子宫肌瘤、卵巢囊肿
恶性肿瘤	迅速	侵犯周围组织，边界模糊，质地较硬，无包膜	手术不易切除，易转移，术后容易复发	危害相对大，有强大的破坏性和杀伤力	肺癌、鼻咽癌、食管癌、肾癌、脂肪肉瘤、骨肉瘤

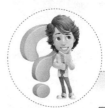

58. 哪些因素与癌症的发生有关？

癌症是人体在各种致癌因素的作用下，局部组织的某一个细胞在基因水平上失去对其增长的正常控制，导致其异常增生而形成的新生物。正常细胞转变为一个肿瘤细胞要经过多阶段过程。这些变化是基因因素和多种外部因素之间相互作用的结果，这些外部因素包括：

（1）物理致癌物质：如较强的紫外线和电离辐射；

（2）化学致癌物质：例如，石棉、烟草烟雾成分、黄曲霉毒素（一种食品污染物）和砷（一种饮水污染物）；

（3）生物致癌物质：如由某些病毒、细菌或寄生虫引起的感染。

世界卫生组织指出，至少 1/3 的癌症病例是可以预防的，个人生活习惯在患癌过程中也会起到重要作用，吸烟、过量饮酒、不健康饮食和缺乏身体活动在全世界范围内都是癌症的主要危险因素。此外，一些慢性感染也是癌症的危险因素，如乙肝病毒、丙肝病毒和某些种类的人乳头状瘤病毒分别增加罹患肝癌和宫颈癌的风险，感染艾滋病毒会大大增加患宫颈癌的风险。

需要注意的是，烟草使用是单一的、最重要致癌危险因素，它导致全球大约 20% 的癌症死亡和 70% 的肺癌死亡。吸烟可导致多种形式的癌症，包括肺癌、食道癌、喉癌、口腔癌、咽喉癌、肾癌、膀胱癌、胰腺癌、胃癌和宫颈癌。二手烟已被证明能够使不吸烟者患肺癌。嚼烟或鼻烟等不产生烟雾的烟草也可导致口腔癌、食道癌和胰腺癌。如果您的亲属或朋友吸烟，您可以告诫他：您正在增加患癌症的风险，戒烟不分早晚，为了自己和家人，请尽早戒烟。如果家里有孩子，请不要在他（她）面前吸烟。

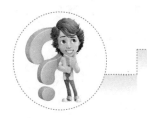

59. 癌症有哪些危害？

"有什么别有病""病来如山倒"，这些大家耳熟能详的俗语从一个侧面可以反映出一场大病对于个人、家庭都可谓是一场灾难，近年来，一些癌症开始出现年轻化的趋势，一些家庭的"顶梁柱"在家人最需要的时候病倒，沉重的经济负担压垮了不少家庭，使得因病致贫、因病返贫屡屡上演。有报道称在我国现有的7 000 多万贫困人口中，因病致贫的占到近 3 000 万，重大疾病已经成为贫困人口脱贫路上最大的"拦路虎"。

据估计，2015 年中国癌症总发病 429.16 万例，总死亡281.42 万例，肺癌和胃癌位居全国癌症发病数及死亡数的前两位，肺癌成为最常见癌症，也是癌症死亡的首要原因。此外，胃癌、食管癌和肝癌也是常见癌症，在癌症死亡原因中排在前列。就全世界而言，造成男性死亡的最常见癌症依次为肺癌、肝癌、胃癌、结肠直肠癌症和食道癌。女性依次为乳腺癌、肺癌、胃癌、结肠直肠癌和宫颈癌，在许多发展中国家，宫颈癌是最常见的癌症。

癌症不可怕，早发现，早诊断、早治疗在大部分癌症中可以很好地延长患者生命，国内报道中，很多心胸开阔、性格开朗的癌症患者战服癌细胞的例子有很多，加之近年来我国传统中医药理论的发展和中西医结合，使带癌生存已也不再是神话；另一方面，癌症确实有可怕之处，可怕之处在于未患癌前不了解癌症，总感觉这离自己很遥远，更重要的是不知道如何做才能应对那本可以预防的占总数 1/3 的癌症。

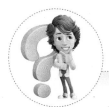

60. 这些可能是癌症发出的信号，
不能掉以轻心

癌症并不是无形的杀手，尽管它悄悄潜伏在身体，早期不容易被发现，但身体有时还是能释放一些警示信号，需要引起重视。如果出现以下情况，可能是癌症或是其他癌前病变，您就要去医院做检查了：

（1）皮肤表面出现肿块，并且短期内迅速增大；

（2）疣和黑痣快速增大或者出现破溃；

（3）体重减轻或长期发热，但不清楚原因；

（4）经常鼻塞、鼻涕带血；

（5）吞咽时胸部不舒服，吞咽困难或者有哽噎的感觉；

（6）持续性的咳嗽，并且痰中带血；

（7）溃疡治疗很久都不能痊愈，或者持续性的食欲不振、消化不良，并且这种情况越来越差；

（8）大小便习惯改变，尿中带血或者大便带血；

（9）女性在月经期外或绝经后有不规律的阴道出血，换句话说就是在不来月经的日子也会出血，但出血量明显少于月经期；

（10）持续头痛，看东西逐渐变模糊或者耳朵不灵、听力出现变化。

出现以上症状并不表示一定得了癌症，也可能是其他疾病，所以去医院看病是必需的。

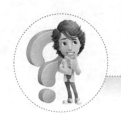

61. 如何发现没有明显症状的癌症？

90% 的癌症在早期没有明显症状，如果等身体不舒服了再去医院往往会错过最佳治疗时机。如果能在早期及时发现癌症及时治疗，则能防止病情恶化，提高治愈率，减少医疗费用。要想早期发现，您需要做的就是定期到医院做筛查！即使是健康人，如果年满40岁，伴有不健康的生活方式，都应定期进行防癌体检。不同的人需要做的筛查项目不同，快看看您需要做什么检查吧。

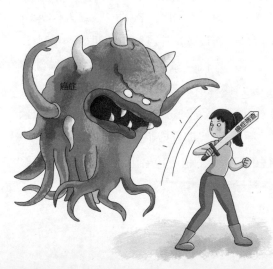

（1）肺癌筛查：胸部低剂量螺旋 CT 扫描。建议 50~75 岁成年人，并且有至少下列一项危险因素者每年做一次检查。

① 每年吸烟 20 包以上，或者曾经吸烟但戒烟时间不到 15 年；

② 每周至少有一天会有人在自己身边吸烟（能闻到烟味）；

③ 在化工厂等会接触到石棉、铍、铀、氡的地方工作；

④ 有直系亲属得肺癌；

⑤ 得过癌症或慢性阻塞性肺病或弥漫性肺纤维化。

（2）结直肠癌筛查：粪便潜血检测和结肠镜检查。建议 50~75 岁成年人每年做一次粪便潜血检测。对于检测呈阳性，或既往患有结直肠腺瘤性息肉，或患有溃疡性结肠炎、克罗恩病，或直系亲属中有结直肠癌患者的人需要进一步做结肠镜检查。

（3）胃癌筛查：血清检测、胃镜检查。建议 40 岁以上成年人，并且有至少下列一项危险因素者先做血清胃蛋白酶原检测、促胃液素 -17 检测，根据结果和医生建议进行定期胃镜检查。

① 居住在辽宁、山东、甘肃、江苏、福建等胃癌高发地区；

② 已感染幽门螺杆菌的人；

③ 得过胃病的人；

④ 直系亲人中有得胃癌的；

⑤ 喜欢吃咸的或腌制的食物，吸烟或过量喝酒的人。

（4）乳腺癌筛查：乳腺钼靶 X 线摄影检查。建议 50~74 岁女性每 2 年做一次检查，有需求的 40~49 岁女性也可以每 2 年做一次。

（5）宫颈癌筛查：宫颈涂片检查。建议 21~29 岁女性每 3

年做一次宫颈涂片细胞学检查，30～65岁女性每3年做一次宫颈涂片细胞学检查，或者每5年做一次细胞学检查和HPV（人乳头瘤病毒）检测。

（6）前列腺癌筛查：前列腺特异性抗原检测。50～69岁男性可以每2~4年做一次检查。

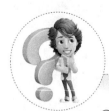

62. 预防癌症的"秘诀"是什么？

至少有1/3的癌症是可以预防的，关键是我们要遵循以下健康的生活方式。

（1）不要吸烟或咀嚼任何烟草类产品

烟草是致癌的第一大因素，戒烟永不怕迟。不仅主动吸烟会致癌，烟头散发的烟雾和吸烟者呼出的烟雾（二手烟）都会使周围人得癌症的风险增加。

（2）预防感染

一些癌症是由病毒引发的，如乙肝病毒可能引发肝癌，人乳头瘤病毒（HPV）可能导致宫颈癌。所以接种乙肝疫苗和HPV疫苗可有效预防由病毒引起的肝癌和宫颈癌。

（3）在正常体重范围内，越瘦越好

肥胖会增加很多癌症的患病风险。将体重（以公斤为单位）除以身高（以米为单位）的二次方，可得出您的体重指数。在

18.5 ～ 23.9，体重正常。将体重指数减到正常范围内，并保持低值，可以降低患癌风险。

（4）每天最少运动30分钟

每天做30分钟运动，运动期间使心跳和呼吸明显加快。不用很复杂的运动，快走就是很好的锻炼。

（5）不喝含糖饮料，少吃高能量密度或高糖分低纤维高脂肪的加工食物

市售饮料基本都是含糖饮料；高能量密度的食物包括：巧克力、薯片和饼干等；加工食品包括薯条、炸鸡和大部分的比萨饼等。这些食物容易导致肥胖，从而引发癌症。

（6）多吃不同种类的新鲜蔬菜水果、全谷物和豆类食物

我们一餐的食物中，蔬菜要大约占1/2，才能保证足量，并且深色的叶菜需占蔬菜量的1/2。水果保证天天有，全谷物如小米、玉米、燕麦每天要吃1～3两。

（7）少吃红肉（牛肉、猪肉、羊肉），尽量不吃加工的肉类加工的肉类例如罐头肉、火腿、香肠等。

（8）尽量不喝酒，实在要喝须限量

男士每天不应多于25克酒精，女士不超过15克。

（9）少吃高盐分的食物和经盐（钠）加工的食物

我们每天吃的盐应少于6克。

（10）不要使用营养补充剂来预防癌症

最佳的营养来源是食物，而不是营养补充剂。均衡的饮食已能提供我们所需的营养。

（11）母乳喂养婴儿至6个月大，然后再添其他食物

有证据显示母乳喂养有助于母亲预防乳腺癌，母乳喂养也有

助于预防儿童超重或肥胖。

（12）平衡心态，心理健康

癌症并不可怕，养成良好的生活习惯，保持积极乐观的生活态度和心态平衡，可防癌于未然。

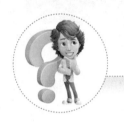

63. 您需要知道的中国人群癌症流行情况

癌症是我国人群死亡的第二大原因。一年大概有 200 万人死于癌症。癌症发病情况也不容乐观，发病率呈逐年上升趋势。从国家癌症中心公布的最新数据显示，2013 年中国居民癌症新发病例 333.5 万，发病率为 235/10 万，男性发病率（281.0/10 万）高于女性（157.2/10 万）。男性发病前五位的癌症依次为肺癌、胃癌、肝癌、食管癌和结直肠癌；女性癌症发病首位为乳腺癌，其次为肺癌、胃癌、结直肠癌和肝癌。下图显示了男性和女性前十位癌症发病占所有癌症发病的比例。

数据显示，我国癌症人群 5 年生存率为 30.9%，乳腺癌 5 年生存率最高，达到 73%，甲状腺癌、膀胱癌、肾癌、子宫体癌、前列腺癌的 5 年生存率也在 50% 以上，结直肠癌、胃癌、肺癌的 5 年生存率分别为 47.2%、27.4% 和 16.1%。定期进行体检筛查，做到早发现早治疗，可以提高癌症的生存率。目前癌症的治疗有手术、放疗、化疗、介入、免疫等多种疗法。应去正规医院治疗，谨遵医嘱，采用安全、有效的治疗方法，切不可迷信听信谣言。随着医学新技术新药物的不断出现，常见的乳腺癌、宫颈癌、肺癌、胃癌、结直肠癌、皮肤癌、恶性淋巴瘤等癌症，在早期都可以被治愈。

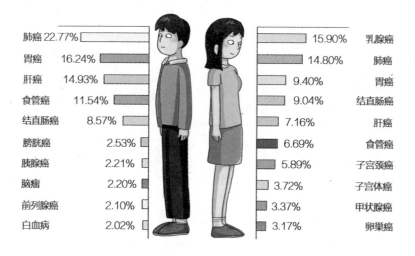

肺癌	22.77%		15.90%	乳腺癌
胃癌	16.24%		14.80%	肺癌
肝癌	14.93%		9.40%	胃癌
食管癌	11.54%		9.04%	结直肠癌
结直肠癌	8.57%		7.16%	肝癌
膀胱癌	2.53%		6.69%	食管癌
胰腺癌	2.21%		5.89%	子宫颈癌
脑瘤	2.20%		3.72%	子宫体癌
前列腺癌	2.10%		3.37%	甲状腺癌
白血病	2.02%		3.17%	卵巢癌

2013 年中国居民前十位癌症发病构成分布

第九章

慢性呼吸系统疾病

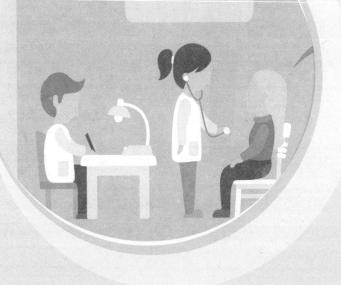

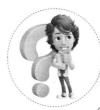

64. 常见的呼吸系统疾病有哪些？

呼吸系统疾病是一类严重威胁居民健康和生命的常见病和多发病，是人类死亡和伤残的主要原因，主要病变在气管、支气管、肺部及胸腔，病变轻者多咳嗽、胸痛、呼吸受影响，重者呼吸困难、缺氧，甚至呼吸衰竭而致死。

常见的呼吸系统疾病包括：哮喘病（俗称"吼病"，是一种慢性气道炎症）、气管炎、支气管炎、慢性阻塞性肺疾病（Chronic Obstructive Pulmonary Disease, COPD, 简称慢阻肺，主要累及支气管或肺部功能）、肺结核（主要累及肺部功能）、肺心病（由肺部功能受损引起的心脏疾病）等。

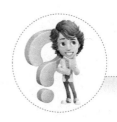

65. 什么是哮喘病？

哮喘病（Bronchial asthma），简称哮喘，俗称"吼病"，祖国医学称"哮证"，是由多种细胞特别是肥大细胞、嗜酸性粒细胞和 T 淋巴细胞参与的慢性气道炎症。在易感者中此种炎症可引起反复发作的喘息、气促、胸闷和咳嗽等症状，多在夜间或凌晨发生；此类症状常伴有广泛而多变的呼气流速受限，但可部分地自然缓解或经治疗缓解；此种症状还伴有气道对多种刺激因子反应性增高。哮喘病可分类为：慢性支气管炎哮喘、过敏性哮喘、药物性哮喘、老年性哮喘、咳嗽变异性哮喘、慢性哮喘、运动性哮喘、儿童性哮喘等十几类。我国是哮喘的低患病率国家，但患病率逐年呈上升趋势，且呈现年轻化趋势。中国哮喘联盟 2013 年发布的一项全国哮喘患病及相关危险因素调查结果显示，我国哮喘总患病率达 1.24%。结合临床病状、体检、实验室检查（包括肺功能检测、血气分析、胸部 X 线检查等）可做出诊断，就诊科室为呼吸内科。

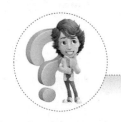

66. 如何预防哮喘发作？

对哮喘患者加强健康宣教，利用各种方式和手段如报刊、广播、宣传栏、哮喘俱乐部、哮喘学校等，加强哮喘基本知识的科学普及教育，使患者做到自防自知。预防哮喘发作要先识别如下诱发因素：

（1）过敏因素

有 30% ~ 40% 的支气管哮喘者可查出过敏源。尘螨、猫狗等动物的皮垢、霉菌、花粉、牛奶、禽蛋、蚕丝、羽毛、飞蛾、棉絮、真菌等都是重要的过敏源。

（2）非特异性理化因子

如吸入烟、尘和植物油、汽油或油漆等气味以及冷空气，可刺激支气管黏膜下的感觉神经末梢，反射性地引起迷走神经兴奋和咳嗽，在气道高反应的基础上导致支气管平滑肌痉挛。

（3）微生物感染

感冒和上呼吸道感染是最常见的诱因，冬春季节或气候多变时更为明显。呼吸道感染，尤其病毒感染更易引致小儿哮喘发作。

（4）过度劳累

突击性强烈的或长时间的体力劳动，紧张的竞技性运动，均可诱发哮喘。

（5）精神因素

情绪波动可以成为诱因。诸如忧虑、悲伤、过度兴奋甚至大笑也会导致哮喘发作。

（6）职业性因素

这方面涉及面广，如制药工业、化工企业中工作的工人，对某些药物或原料过敏，医护人员对某些药物过敏等。

（7）气候因素

寒冷季节容易受凉而导致呼吸道感染，或天气突然变化或气压降低，都可激发支气管哮喘发作。

（8）饮食

进食鱼、虾、蟹、贝等水产品也会诱发哮喘发作，可能与部分哮喘患者对蛋白质过敏有关。

综合以上诱发因素，哮喘病人应做以下预防：①体育锻炼；

②呼吸调整；③避免诱发因素；④饮食调养；⑤食药预防。

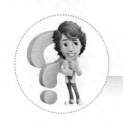

67. 哮喘的治疗措施有哪些?

哮喘至今尚无完全根治的办法，但以控制气道炎症为主的适当治疗通常可以使大多数哮喘患者的病情得到控制。综合治疗的治疗措施包括消除病因和诱发；防治合并存在的疾病，如过敏性鼻炎，反流性食管炎等；免疫调节治疗；经常检查吸入药物使用是否正确和病人对医嘱的依从性。

具体治疗措施如下：

（1）长期抗感染治疗是基础的治疗，首选吸入激素。

（2）应急缓解症状的首选药物是吸入 $\beta2$ 受体激动剂。

（3）规律吸入激素后病情控制不理想者，宜加用吸入长效 $\beta2$ 受体激动剂，或缓释茶碱，或白三烯调节剂（联合用药）；也可考虑增加吸入激素量。

（4）重症哮喘患者，经过上述治疗仍长期反复发作时，可考虑做强化治疗。即按照严重哮喘发作处理（给予大剂量激素等治疗），待症状完全控制、肺功能恢复最佳水平且呼气峰流速（PEF）波动率正常后 2 ～ 4 天，逐渐减少激素用量。部分病人经过强化治疗阶段后病情控制理想。

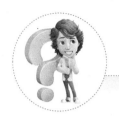

68. 什么是慢性阻塞性肺病?

慢性阻塞性肺病（Chronic obstructive pulmonary disease，COPD，简称慢阻肺），包括两类：慢性支气管炎（Chronic bronchitis）及肺气肿（Emphysema），是一种不可逆的慢性肺部疾病，以不完全可逆的气流受限为特征。气流受限呈进行性加重，多与肺部对有害的颗粒和气体（如烟草烟雾）的异常炎症反应有关。慢阻肺的特征性病变气流受限，是小气道病变（闭塞性慢性阻塞性肺病细支气管炎）和肺实质破坏（肺气肿）共同作用的结果，在不同的患者中这两种原因所占的比例不同。慢阻肺

慢性阻塞性肺病

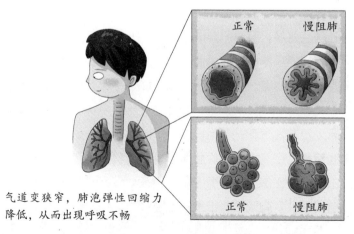

气道变狭窄，肺泡弹性回缩力降低，从而出现呼吸不畅

的自然病程是可变的，且每个病人的病程都不一样，是一种进行性加重的疾病，特别是当病人持续暴露于有害环境时。慢阻肺对病人的影响不仅取决于气流受限的程度，还取决于症状（特别是气促和活动能力的下降）的严重程度，全身效应以及有无并发症。慢阻肺是一种严重危害人类健康的常见病、多发病，严重影响患者的生命质量，致残率和病死率较高，给患者及其家庭以及社会带来沉重的经济负担，已成为世界性公共卫生问题。

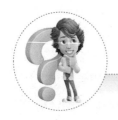

69. 慢阻肺有哪些危害？

慢阻肺可导致全身不良效应，包括全身炎症反应和骨骼肌功能不良，并能促进或加重并发症的发生等。全身炎症表现有全身氧化负荷异常增高、循环血液中促炎细胞因子浓度异常增高及炎症细胞异常活化等，骨骼肌功能不良表现为骨骼肌重量逐渐减轻等。慢阻肺的全身不良效应可使患者的活动能力受限加剧，生命质量下降，预后变差。具体危害主要体现为 9 个方面：

（1）自发性气胸

临床上自发性气胸并发阻塞性肺气肿者并不少见，多因胸膜下肺大疱破裂，空气进入胸膜腔所致，必须积极抢救，不可掉以轻心。由于体征不够典型，患者肺野透亮度较高，但常有肺大疱存在，给局限性气胸的诊断带来一定困难。

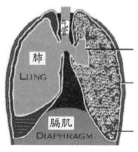

脏层胸膜破裂（自发性气胸）

壁层胸膜破裂（外伤性气胸）

空气进入胸膜腔

（2）呼吸衰竭

多种诱因致呼吸道反复感染，由于不适当氧疗或应用静脉制剂过量等，使通气、换气功能障碍进一步加重，均易诱发呼吸衰竭。

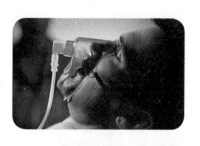

（3）慢性肺源性心脏病和右心衰竭

当慢阻肺进一步加重，动脉血气恶化时，肺动脉压显著增高，心脏负荷加重，加上心肌缺氧和代谢障碍等因素，可诱发慢性肺源性心脏病和右心衰竭。

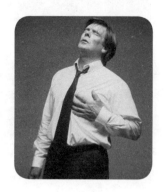

（4）胃溃疡

由于长期不规律或不正确服用药物，临床发现易诱发消化性溃疡。

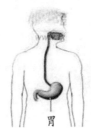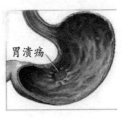

（5）睡眠呼吸障碍

由于患者睡眠中通气功能降低，动脉血氧分压下降，可引起心律失常和肺动脉高压等。

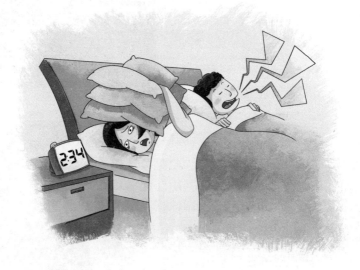

（6）多种慢性疾病

慢阻肺患者有 10%～ 35% 合并骨质疏松，还会引发高血压、糖尿病等。最令人担心的是，慢阻肺患者的肺癌患病率是普通人的 3 倍。

（7）增加死亡风险

慢阻肺长期反复发作，会导致严重的心、肺功能障碍，甚至多个器官的功能衰竭，从而增加了患者死亡的风险。

（8）引发心理疾病

慢阻肺患者常存在不同程度的焦虑和抑郁症状，易并发抑郁性心理疾病。

（9）影响生活质量

一旦患有慢阻肺，患者本身的生活质量就会大幅度下降，同时常年用药、氧疗，花费很大，给家庭和社会带来沉重负担。

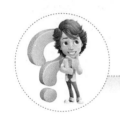

70. 哪些人容易患慢阻肺

（1）吸烟者

因为吸烟是慢阻肺发生、发展的一个重要因素。烟草中含焦油、尼古丁和氢氰酸等化学物质，可损伤气道上皮细胞，使气道净化能力下降；支气管黏膜充血水肿、黏液分泌增多，容易继发感染，诱发肺气肿形成。烟龄越长，吸烟量越大，慢阻肺患病率越高。

（2）肥胖患者

肥胖患者由于颈粗短，上气道变窄，睡眠时肌肉松弛易引起上呼吸道阻塞，从而很容易引起和加重慢阻肺。

（3）感染者

感染是慢阻肺发生发展的重要诱因之一。病毒、细菌和支原体是诱发或急性加重本病的重要因素。

（4）性别与年龄因素

年龄是影响慢阻肺的一项重要指标，男性患病率高于女性，但随着社会的发展以及女性吸烟者的增加，比例也逐渐发生变化。年龄越大的吸烟者越容易患慢阻肺，但是青少年吸烟问题也不可忽视。

（5）职业性粉尘和化学物质长期接触者

职业性粉尘及烟雾、刺激性气体、矿物燃料产生的废气、生物燃料或者厨房的油烟等，均为诱发慢阻肺的因素。当然大气中的有害气体如二氧化硫、二氧化氮、氯气等可损伤气道黏膜，使纤毛清除功能下降，黏液分泌增加，为细菌感染创造了条件。

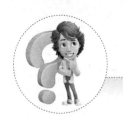

71. 慢阻肺有哪些常见症状和诊断方法？

慢性和进行性加重的呼吸困难、咳嗽和咳痰是慢阻肺的特征性症状。慢阻肺常见的症状有以下几种。

（1）咳嗽

长期、反复、逐渐加重的咳嗽是本病的突出表现。初起咳嗽呈间歇性，早晨较重，以后早晚或整日均有咳嗽，但夜间咳嗽并不显著。轻者仅在冬春季节发病，夏秋季节咳嗽减轻或消失；重症者四季均咳，冬春加重。在急性发作期咳嗽更为严重。也有少数病例虽有明显气流受限但无咳嗽症状。

（2）咳痰

咳嗽后通常咳出少量灰白色黏液痰，部分患者在清晨较多，合并感染时痰量增多，常有脓性痰。少数病例咳嗽不伴咳痰。

（3）气短或呼吸困难

气短或呼吸困难是慢阻肺的标志性症状，是患者焦虑不安的主要原因，早期仅于劳累时出现，后逐渐加重，以致日常活动甚至休息时也感觉气短。

（4）喘息和胸闷

不是慢阻肺的特异性症状。部分患者特别是重度患者有喘息，胸部紧闷感通常于劳累后发生，与呼吸费力、肋间肌收缩有关。

（5）其他症状

晚期患者常有体重下降、食欲减退、精神抑郁和（或）焦虑等症状，合并感染时可咯血痰或咯血。

慢阻肺诊断方法：

慢阻肺的诊断应根据临床表现、危险因素接触史、体征及实验室检查等资料，综合分析确定。任何有呼吸困难、慢性咳嗽及咳痰，且有暴露于危险因素病史的患者，临床上需要考虑慢阻肺的诊断。诊断慢阻肺需要进行肺功能检查，吸入支气管舒张剂后FEV1/FVC<70% 即明确存在持续的气流受限，排除其他疾病后可确诊为慢阻肺。因此，持续存在的气流受限是诊断慢阻肺的必要条件。肺功能检查是诊断慢阻肺的金标准。凡具有吸烟史和（或）环境职业污染及生物燃料接触史，临床上有呼吸困难或咳嗽、咳痰病史者，均应进行肺功能检查。慢阻肺患者早期轻度气

流受限时可有或无临床症状。胸部 X 线检查有助于确定肺过度充气的程度及其他肺部疾病鉴别。

（1）第一秒用力呼气容积（FEV1）是患者在用力深吸气后尽量用力呼气，测定在第一秒内呼出的气体容量。

（2）用力肺活量（FVC）亦称用力呼气容量，指吸气至肺总量，然后用最大力气、最快速度呼气至残气量所能呼出的最大气体容量。

（3）肺活量（VC）亦称缓慢肺活量（SVC），指在用力深吸气至肺总量后以缓慢的、非用力的最大呼气容量。在慢阻肺急性加重患者中，由于用力呼气时气道过早塌陷和闭塞，因此

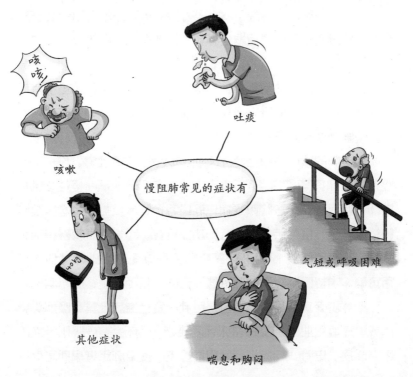

咳咳！

吐痰

咳嗽

慢阻肺常见的症状有

气短或呼吸困难

其他症状

喘息和胸闷

VC 常大于 FVC。

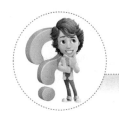

72. 如何预防慢阻肺发作？

（1）远离诱因，减少发作

远离诱因，如各种刺激性气体、花粉、生活中的油烟、油漆、煤气、燃料、煤尘及有环境污染的区域，这不但是预防慢阻肺发生的重要措施，也是减少慢阻肺发作的重要手段。

（2）戒烟防寒，保肺强体

戒烟是防治慢阻肺最重要的措施，包括戒除主动或被动吸烟，时常要保证居室内空气清新，在寒冷季节或气候转变时，要注意防寒保暖，防止呼吸道感染，加强个人防护，保护肺功能。

（3）适宜运动，因人而定

户外运动对慢阻肺患者非常有必要，选择适合自身的运动方式、锻炼强度、锻炼时间和耐受量，量力而行。通过长期的适宜锻炼，有利于强健呼吸肌，尤其是使膈肌强壮有力，能促进痰液排出。

（4）合理饮食，均衡搭配

应摄取有丰富营养的食物，合理搭配，并要避免过咸、过甜及辛辣等刺激性食物，少食多餐，摄取充足的蛋白质、热量及维生素，以增强抵抗力，减少慢阻肺的发作。

（5）加强防护，避免诱发

应注重四季养生，遵循气候变化，增强防病意识，保持乐观心态。这样才能增强免疫力，提高生活质量。

此外，如果咳嗽频繁发作、痰量增加，就要及时去看医生，及早控制呼吸系统的感染也是预防肺心病的重要措施。

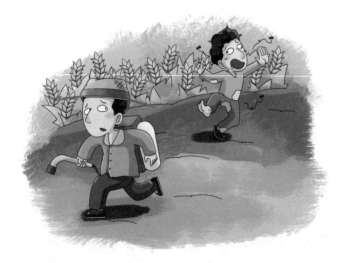

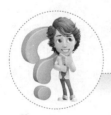

73. 慢阻肺的治疗措施有哪些？

（1）慢阻肺稳定期

治疗并非千篇一律，要根据患者病情的严重程度来进行分级治疗。需要注意的是：所有这些药物均不能延缓肺功能的下降趋势，因此药物治疗只是用来减轻症状、减少并发症的发生、提高生活质量和改善健康状态。目前只有戒烟能阻止病情的进展。

（2）慢阻肺患者急性加重期

总的治疗原则是：

① 纠正威胁生命的低氧血症，使 SaO_2（氧饱和度）>90%；

② 纠正威胁生命的呼吸性酸中毒，使 pH>7.2；

③ 治疗原发病；

④ 防止和治疗并发症。由于慢阻肺患者急性加重期病情严重，常并发心力衰竭、呼吸衰竭，甚至肺性脑病，因此一旦病情急性加重，应到医院就诊，由呼吸科医师进行诊治，必要时住院治疗。

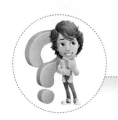

74. 哮喘、慢阻肺的日常管理

哮喘、慢阻肺患者的日常管理重在患者的健康自我管理。管理达到的目标包括：减轻当前症状，包括缓解症状、改善运动耐量和改善健康状况；降低未来风险，包括防止疾病发展、预防和治疗急性加重及减少病死率。

（1）健康教育

通过教育可以提高患者和有关人员对哮喘、慢阻肺的认识及自身处理疾病的能力，增加自我维护健康的信心，更好地配合管理，加强预防措施，减少反复加重，维持病情稳定，提高生命质量。

健康教育的主要内容包括：督促患者戒烟；使患者了解哮喘、慢阻肺的基本知识；掌握一般和某些特殊的治疗方法；学会自我控制病情的技巧，如哮喘患者规律使用药物，学会自我病情监测；进行肺功能检查，推广使用哮喘峰流速仪。慢阻肺患者进行腹式呼吸及缩唇呼吸锻炼等；了解赴医院就诊的时机；社区医生定期随访管理。

（2）控制职业性或环境污染

避免或防止吸入粉尘、烟雾及有害气体。

（3）药物治疗

根据疾病的严重程度，逐步增加治疗，如没有出现明显的药物不良反应或病情恶化，则应在同一水平维持长期的规律治疗。临床医生应根据患者对治疗的反应及时调整治疗方案，教育患者治疗的依从性。

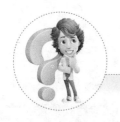

75. 什么是阵发性睡眠呼吸暂停综合征？

很多人以为睡觉打呼噜是睡眠很好，不少人很羡慕，然而其实这是一种疾病的临床表现，需要进行治疗。这种疾病就是睡眠呼吸暂停综合征，是指睡眠时出现严重打鼾、阵发性呼吸暂停以及白天嗜睡为特征的一种综合征。由于呼吸暂停引起反复发作的夜间低氧和高碳酸血症，可导致高血压、冠心病、糖尿病和脑血管疾病等并发症及交通事故，甚至出现夜间猝死，因此，睡眠呼吸暂停综合征是一种有潜在致死性的睡眠呼吸疾病，别称"重症鼾病"。

睡眠呼吸暂停综合征直接发病机制是因为上气道的狭窄和阻塞，临床表现为打鼾、白天嗜睡、睡眠中发生呼吸暂停、夜尿增多、头痛、性格变化和其他系统并发症，多发于肥胖、咽喉部肌肉松弛、嗓子发炎的人群，检查方法有 X 线投影测量、多导睡眠监测、鼻咽纤维镜检查，就诊科室为呼吸内科。

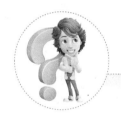

76. 室内燃料污染的危害

不同种类的燃料，甚至不同产地的同类燃料，其化学组成以及燃烧产物的成分和数量都会不同。但总的来看，煤的燃烧产物以颗粒物、SO_2、NO_2、CO、多环芳烃为主；液化石油气的燃烧产物以 NO_2、CO、多环芳烃、甲醛为主。

（1）SO_2 和 NO_2 对呼吸道有伤害。SO_2 是一种强烈刺激性气体，会灼烧黏膜，导致气管炎、咽喉炎、鼻腔炎。厨房中含有铁和铁锈的微粒可以催化 SO_2 生成 SO_3，在厨房潮湿的空气中形成硫酸雾对呼吸道的刺激作用更强。SO_2可直接进入肺部，削弱肺功能，降低血液送氧的能力。经常接触厨房高浓度煤烟气、油烟气和长期生活在受污染的空气中是呼吸道疾病患者的重要致病原因，这些气体同时也对心、肺、肾和造血器官有影响。吸入NO_2初期仅有轻微的眼及上呼吸道刺激症状，如咽部不适、干咳等。常经数小时至十几小时或更长时间潜伏期后发生迟发性肺水肿、成人呼吸窘迫综合征，出现胸闷、呼吸窘迫、咳嗽、咯泡沫痰、发绀等，可并发气胸及纵隔气肿。肺水肿消退后两周左右可出现迟发性阻塞性细支气管炎。

（2）吸入高浓度CO会导致组织缺氧。轻者头痛、无力、眩晕、劳动时呼吸困难，症状加重时，患者口唇呈樱桃红色，可发生恶心、呕吐、意识模糊、虚脱或昏迷，重者呈深昏迷，伴有高热、四肢肌张力增强和阵发性或强直性痉挛。除引起急性中毒症状外，CO中毒会损伤心肌和中枢神经，患者多有脑水肿、肺水肿、心肌损害、心律失常和呼吸抑制，可造成死亡。长期接触低浓度CO，可有头痛、眩晕、记忆力减退、注意力不集中、心悸等症状。

（3）颗粒物中含有大量的多环芳烃（PAH），其中有很多是致癌物。例如，苯并芘（BAP）的某些代谢中间产物的致癌性就很强。20世纪80年代对云南省宣威市肺癌高发原因的研究，证明了当地燃煤的烟气中，含有大量致癌的PAH。另一项流行学调查发现，北方非肺癌高发地区的农民患肺癌原因之一是冬季家中燃烧蜂窝煤而不安装烟囱。液化石油气燃烧颗粒物的二氯甲烷提取物中，含有硝基多环芳烃，这是一种强致突变物。

（4）长期受室内不洁空气污染是妇女患各种慢性病，特别是患慢性呼吸系统疾病的主要原因。

第十章

口腔

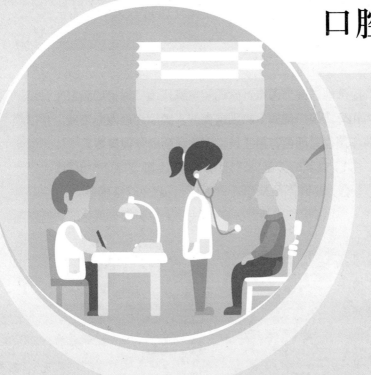

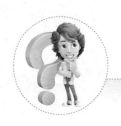

77. 每天早晚刷牙，睡前刷牙更重要

刷牙能去除牙菌斑、软垢和食物残渣，保持口腔卫生，维护牙齿和牙周组织健康。特别是夜间入睡后，唾液分泌减少，口腔自洁作用差，细菌容易生长，因此睡前刷牙很重要。

（1）做到每天至少刷牙两次，晚上睡前刷牙更重要。

（2）做到"一人一刷一口杯"，避免交互感染。

（3）提倡使用保健牙刷，每3个月更换一次牙刷。若刷毛

如何正确刷牙

刷毛放在牙齿外侧，牙齿、牙龈交界处，与牙面成45度角，水平轻轻颤动几下，顺牙缝上下刷，面面俱到，不要遗漏。

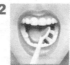

刷毛放在牙齿内侧，牙齿、牙龈交界处，方法同上，每个牙齿的内侧面都刷到。

用刷毛的上端刷每一个上下前牙的内侧面。

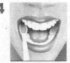

上下牙齿咬殆面来回刷，每个牙齿都刷到。

最后不要忘记刷舌头，让你口气更清新！

发生弯曲或倒伏，会对口腔的软硬组织造成损伤，则需立即更换。

（4）使用正确的方法刷牙，正确的刷牙方法能有效清除龈沟内牙菌斑。

（5）饭后漱口，去除口腔内的食物残渣，保持口腔清洁。

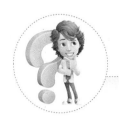

78. 您有虫牙吗？

虫牙或蛀牙就是医学上的龋病，是危害我国居民口腔健康的最常见的疾病。龋坏早期一般没有疼痛不适的感觉，只有在医生检查时才可发现牙面上有黑点或白斑；进一步发展就可形成龋洞，遇酸、甜、冷、热等刺激时会感到疼痛不适；严重时由冷、热刺激引起的疼痛十分明显；如果得不到及时治疗，最后牙体破坏变成残根、残冠，甚至导致牙齿丧失，造成严重的咀嚼困难，影响身体健康。

（1）母乳喂养可以降低患龋病的危险性。

（2）乳牙萌出之后，不要让幼儿长时间含着装有甜奶或甜饮料的奶瓶，尤其不能含奶瓶睡觉。

（3）鼓励多吃纤维性食物，有利于牙齿的自洁作用，增强咀嚼功能。

（4）尽量少吃含糖量高的食物，少喝碳酸饮料，喝完要用清水漱口。

（5）及时治疗乳牙龋病，健康的乳牙有利于恒牙的正常发育和萌出，以及全身正常生长发育。"乳牙总是要换的，坏了不用治"的看法是错误的。

（6）发现龋齿，及时进行充填。

（7）老年人出现了根面龋应及时治疗。

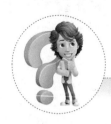

79. 牙周疾病要重视

牙周疾病是发生在牙齿周围支持组织（牙骨质、牙槽骨、牙龈、牙周膜）的各种疾病。首先是牙龈红肿、触碰时容易出血，如果得不到及时治疗，会出现牙龈萎缩、牙槽骨吸收、牙周袋形成、牙齿松动与移位，有时还会引起牙周溢脓、口腔异味，最后使牙齿脱落或拔除。

（1）提倡每年洁牙（洗牙）一次。洁牙过程中可能会有轻微的出血，洁牙之后也可能会出现短暂的牙齿敏感，但一般不会伤及牙龈和牙齿，更不会造成牙缝稀疏和牙齿松动。

（2）吸烟有害牙周健康，应尽早戒除吸烟。吸烟者牙齿表面常常出现褐色烟斑和牙石，引发口腔异味，影响个人外观形象和社会交往。

（3）出现牙龈出血、牙龈肿胀、食物嵌塞等症状应及时到医院诊治。

第十一章

精神卫生

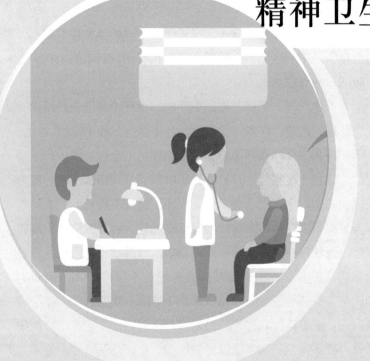

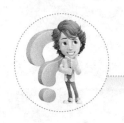

80. 传说中的"精神病"

精神健康，又称心理健康，是指个体能够恰当地评价自己、应对日常生活中的压力、有效率地工作和学习、对家庭和社会有所贡献的一种良好状态。

精神卫生问题，又称心理卫生问题。存在精神卫生问题是一种非常普遍的现象，许多人都会存在，甚至自己都不知道。

精神疾病，又称精神障碍，是指精神活动出现异常，产生精神症状，达到一定程度，并且达到足够的频度或持续时间，使患者的社会生活、个人生活能力受到损害，造成主观痛苦的一种疾病状态。据专家介绍，随着社会竞争的加剧，轻度的精神疾病如抑郁症、孤独症、焦虑症等心理障碍病人像感冒一样普遍。令专家异常担忧的是，我国精神疾病患者已达 1 600 万人，接受治疗的人数却只占全部病人的 20%，八成病人缺乏治疗。除了经济原因外，很多精神病患者和家属没有认识到抑郁症等精神疾病的害处，或者害怕受到世俗偏见的歧视，讳疾忌医。专家特别提醒：精神疾病并不可怕。患上抑郁症等精神疾病，要积极治疗，切莫讳疾忌医。不妨告诉自己："我只是情绪感冒了，现在很痛苦，但只要治疗一下就会好的。"

（1）精神分裂症——最常见的一种精神病，其表现为思想紊乱、认知紊乱、情感紊乱、行为紊乱。

（2）强迫心理症——患者脑中不断重复一些思想或意念，驱使患者不断重复和无法停止某些行为。

（3）焦虑症——最突出的症状是精神及躯体的焦虑反应，但却往往无特别可理解的原因。它分为急性焦虑症患者和慢性焦虑症患者。

（4）抑郁躁狂症——大约1%的人可能患上此病症，其中有些患者会极端忧郁，另一些则极端兴奋。

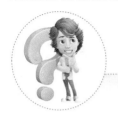

81. 如何判断一个人是否患有精神病呢？

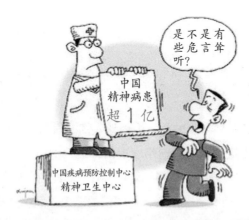

相信每一个都希望自己的家人朋友永远健康，但事实并不能

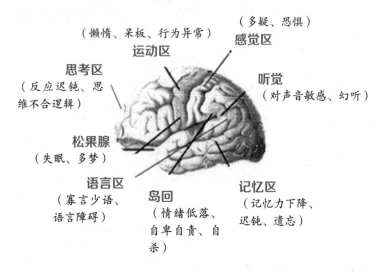

如愿。如果您的家人和朋友生病了，您一定会特别着急。如果他们不幸患了精神病，在他们生病期间，在病态的驱使下，会经常做些令人大惑不解的事，奈何好说歹说都改变不了。其实精神病患者经常会做出这些让人费解的事情，恐怕有时他们也控制不住自己。如何判断一个人是否患有精神病呢？

（多疑、恐惧）
感觉区

（懒惰、呆板、行为异常）
运动区

听觉
（对声音敏感、幻听）

思考区
（反应迟钝、思维不合逻辑）

松果腺
（失眠、多梦）

语言区
（寡言少语、语言障碍）

岛回
（情绪低落、自卑自责、自杀）

记忆区
（记忆力下降、迟钝、遗忘）

（1）仪表：如打扮比平时过分妖艳或怪异；或蓬头垢面、不处理个人卫生。

（2）意识：如对外界刺激没反应，经常发呆或注意力不集中。

（3）定向感：对时间、地点与人物混淆不清。

（4）知觉：精神病时常出现俗称的"幻觉"症状，也就是指根本没有外界刺激却感觉到刺激存在，最常见的就是"听幻觉"，病人的耳边听到说话的声音，其实四周无人，而这些声音可能责骂病人或赞美他，或叫他去做某件事（如自杀、攻击他人等）。

有的病人虽没有说出他有这种奇怪的经验，但周围的人可从他的自言自语、无故发笑或比手画脚、无故发脾气等来判断他可能有幻听的症状。也有部分会呈现幻视或体幻觉情形。"幻视"是指没有外来的刺激，而病人却会看到如人物、影像而信以为真，认为人物影像真实存在。有时病人身上会感觉到有异物，或是昆虫爬动等情形。这种情形称为"体幻觉"。

（5）思考：最常见的是病人有一些奇怪的脱离现实的想法，也就是"妄想"。他们对某些事物有错误的看法，却深信不疑，譬如认为四周发生的事都和他有关，或都在说他的坏话；相信别人会害他；认为自己被外来的力量所控制；相信自己有超人的能力，可以做别人做不到的事；或者相信自己做了对不起人的事；或以为别人爱上他；或相信鬼神附身等。

（6）情感：情绪不稳定，比平常高昂激动；或过度悲伤；或焦虑不安；担心不知道要发生何事；紧张、害怕、恐惧等。

（7）动作行为：如出现怪异行为，做些不可理解的动作（如跪拜）；或有破坏行为；或有攻击性行为。

（8）生活方面：如工作或家事无法持续；或学业成绩一落千丈，却找不出合理的原因可以解释；或不能照顾自己，显得较幼稚；或人际关系退缩等。

由于我国国情，很多人有了心理问题不是及时咨询或就医，而是找亲戚朋友。鉴于精神及心理疾病诊断的特殊性，非医务人员正确诊断的可能性非常小，更不可能进行治疗，应走进医疗机构咨询就诊。

82.怎样保持心理健康，预防精神疾病？

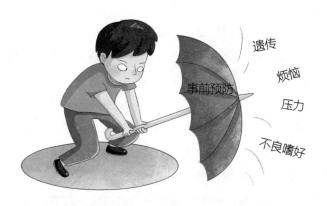

（1）从婴孩起就开始锻炼对生活的自立能力，学会不怕困难解决困难的精神，要勇敢面对生活中所遇到的种种压力与挫折。家长不要过分溺爱孩子，不要怕孩子受苦。要孩子不断克服胆小任性、自私、好胜等不良性格，养成诚实、坚强克制和乐观开朗的性格，增强适应社会环境的能力。

（2）在社会生活中，正确处理工作、学习、婚姻、恋爱、家庭以及邻居关系，碰到问题正确对待，不感情用事，冷静处理，不过分钻牛角尖，遇到难解决或是想不通的问题，可找领导、好友或是亲属帮助，及时缓解苦闷消除烦恼。学会调整心态，尽力保持乐观向上的心理状态。工作劳动之余，还要多加学习科学文化知识，树立正确的人生观。适当参加文体活动，戒除烟酒等不良嗜好。

（3）禁止近亲婚配，限制遗传精神障碍患者结婚与生育。精神发育迟滞的病因部分是由于遗传，另一部分是围生期和婴幼儿时期的感染、外伤、中毒等因素造成。对孕妇进行羊水穿刺检查，如确诊胎儿有遗传性疾病可及时终止妊娠；做好孕妇的保健工作，避免各种因素的影响，坚持常规的产前检查，预防难产、急产，尤其是预防中枢神经系统损伤和感染等，可减少这类精神障碍的发生。

（4）消灭各种传染病，减少各种传染病的发生。预防一氧化碳中毒、有机磷农药中毒、应用抗胆碱能药物以及糖皮质激素引起的精神障碍。重视个人、集体卫生工作，加强劳动安全设施和对交通运输的严格管理，是减少中毒和脑外伤所致精神病的重要措施。

（5）早期发现、早期诊断、早期治疗。很多精神病的早期，其功能障碍是可逆的。早期治疗可以提高疗效，而久病者则治疗时间延长、花钱多。因此，要做到早期诊断精神病，及早发现病情，并给予及时和充分的治疗。

（6）预防复发。主要是对疾病的不同阶段和程度采取一些相适应的治疗措施。有些精神病虽处在缓解期却蕴含着向慢性发展的可能性，因此，应采取措施以加强机体的防御能力，并消除这种可能性的发生，达到彻底治愈，不再复发的目的。

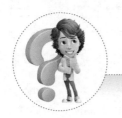

83. 国家提供的精神卫生服务

我国于 2012 年发布《中华人民共和国精神卫生法》，从 2013 年 5 月 1 日起施行，以法律的形式规范精神卫生服务，维护精神障碍患者的合法权益。明确规定心理咨询师只能够提供心理咨询服务，不得从事心理治疗和精神障碍的诊断和治疗，更没有"开药权"。由于有的城市没有开展社区精神卫生防治工作，精神医疗服务难以满足病人的需求，特别是边远山区仍存在缺医少药现象。故有的县（市）出现个体自发或借当地小医疗单位名义开办的精神病专科诊所，甚至挂牌广告为某县（市）精神病医院，实质上这并不符合这类专科医院要求。其医、护、药人员未经过正规培训或甚少培训，基本上是以挣钱为目的的经营性质的行医行为，对社会和病人是不负责任的。如果出现精神疾病，建议大家去正规医院的精神科就诊。

此外，《中华人民共和国精神卫生法》还明确应确保贫困的精神障碍患者及时救治，该法规定，有关部门应当组织医疗机构为严重精神障碍患者免费提供基本公共卫生服务。而且，精神障碍患者的医疗费用按照国家有关社会保险的规定由基本医疗保险基金支付。精神障碍患者通过基本医疗保险支付医疗费用后仍有困难，或者不能通过基本医疗保险支付医疗费用的，民政部门应当优先给予医疗救助。

世界精神卫生日是每年的 10 月 10 日。

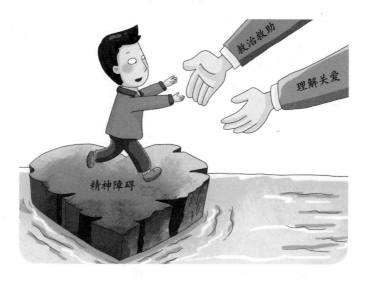

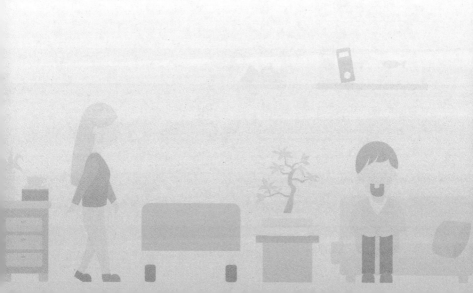

第十二章

痛风

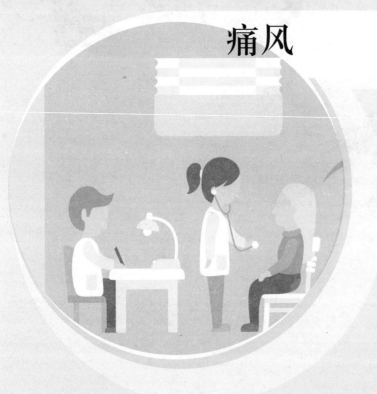

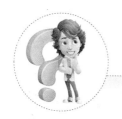

84. 什么是痛风？

得过痛风的都知道，痛风发作起来会让人痛不欲生，有人形容像刀在割肉一样，有人说关节处能感觉到一千根针在里面扎。那么痛风到底是怎么回事？

痛风小测试

您出现过这些症状吗？如果有，那可能是患上痛风了，应及时就医！

（1）睡觉中突然出现剧烈的关节疼痛。

（2）疼痛主要发生在大脚趾或踝关节部，有时是膝关节。

（3）关节有红、肿、发热。

（4）症状常常突然发作并可以复发，但一般持续时间不超过一周。

痛风的原因有很多，最直接的原因是血液中尿酸高了。尿酸是什么呢？尿酸是体内的嘌呤代谢后产生的一种物质，一部分是由食物转化而来，大部分是体内自行产生的，主要通过肾脏排泄，当在体内产生得多了，或者排出去的少了，血液

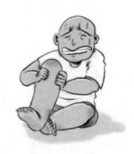

中尿酸就会增高，形成结晶，沉积在关节处，引起关节红肿、疼痛。如果痛风反复发作，没有及时治疗，则会转为慢性的，在手、足、肘、耳轮等处形成痛风石，导致关节畸形，影响功能。

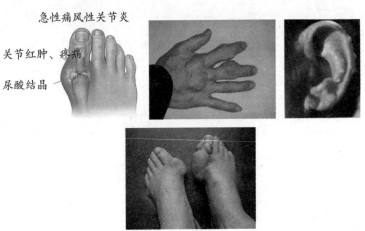

急性痛风性关节炎

关节红肿、疼痛

尿酸结晶

　　血液中尿酸高了不仅会造成痛风，还会危害我们身体的多个器官和系统，造成肾结石、慢性肾病、高血压、脑卒中、冠心病、糖尿病等。因此，我们要重视高尿酸，及早发现并降低尿酸水平。

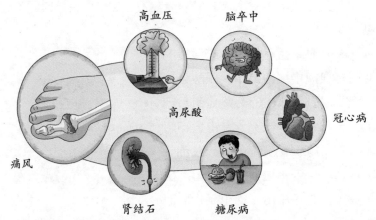

高血压　　脑卒中

高尿酸

痛风　　肾结石　　糖尿病

冠心病

哪些人容易患高尿酸和痛风？

（1）男性和绝经后的女性；

（2）肥胖者；

（3）常喝酒（尤其是啤酒）、常吃红肉和海鲜；

（4）一级亲属（父母、子女、兄弟姐妹）里有患痛风的；

（5）服用影响血尿酸浓度的药物，如利尿剂；

（6）患有某些疾病，如肾功能不全。

如果您符合上述某条，那就要注意了，尽早改变不健康的饮食习惯，定期体检，关注血尿酸。

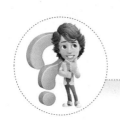

85. 远离痛风高尿酸，四件事情请记牢

（1）定期体检，关注血尿酸

上面列举的容易患高尿酸和痛风的人群，要定期进行体检，关注血液中尿酸水平。男性血尿酸大于 420 微摩尔 / 升，女性大于 360 微摩尔 / 升为高尿酸血症。

（2）健康饮食，重在坚持

所有人都要终身坚持健康的饮食习惯。对于高尿酸和痛风患者，饮食控制更加重要，要做到以下几点：

① 避免：

● 动物内脏等高嘌呤食物

● 浓的肉汤

● 含糖饮料（汽水、果汁）

● 过量饮酒

② 限制：

● 牛、羊、猪肉

● 富含嘌呤的海鲜

● 饮酒（尤其是啤酒）

③ 鼓励：

● 多饮水

每天至少八杯水

● 多吃蔬菜

每天保证吃一斤蔬菜

本文后面的两个表，列举了常见食物的嘌呤含量，一般嘌呤含量小于 50 毫克的为低嘌呤食物，适宜高尿酸血症患者食用，嘌呤含量在 50~150 毫克的为中等嘌呤含量食物，痛风急性发作期禁止食用，缓解期可适量服用；嘌呤含量大于 150 毫克的为高嘌呤食物，高尿酸血症患者应避免食用。

（3）积极运动，控制体重

超重或肥胖者发生痛风的风险高，应通过健康饮食和积极运动来减轻体重，将体重控制在正常范围。但是在痛风发作期间应休息，避免关节劳累，以利病情恢复。

运动有益健康，各个年龄段人群都应该天天运动。推荐：

① 每天至少30分钟中等强度运动，如快步走、游泳、乒乓球、

羽毛球、跳舞等，增强心肺耐力，控制体重，防治高血压、高血糖和高血脂。

② 平时要减少久坐时间，每小时起来动一动。

（4）及时就医，规律服药

高尿酸和痛风患者，应及时去正规医院就医。

不要以为没有症状就不用去看病了，因为长期持续的高尿酸有可能会发展成痛风，而且即便没有症状，也会对身体造成多种损伤。

不要以为自己把饮食控制好就不用去看病了，因为导致尿酸高的原因有很多，饮食只是一方面，有可能与其他疾病有关，也可能与您服用的其他药物有关，单纯靠饮食控制常达不到效果，要听从医生的指导，积极治疗高尿酸及其他相关疾病，规律服药，将尿酸降下来。

治疗高尿酸的常用药物：

① 碱化尿液：碳酸氢钠（小苏打）、枸橼酸氢钾钠等；

② 降尿酸药物：别嘌呤醇、苯溴马隆等。

以上几点，您能做到吗？坚持就能看到效果，相信自己，您一定行！

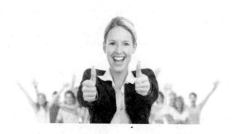

常见食物中嘌呤含量　　单位：毫克 /100 克

谷薯类及其制品		肉类食物		水产品		蔬菜		水果	
食物	含量	食物	含量	食物	含量	食物	含量	食物	含量
米糠	54.0	鸭肝	301.5	蚌蛤	436.3	菜豆	29.7	哈密瓜	4.0
大豆	27.0	鸡肝	293.5	白带鱼	391.6	蘑菇	28.4	柠檬	3.4
麦片	24.4	猪大肠	262.2	牡蛎	239.0	韭菜	25.0	橙子	3.0
糙米	22.4	猪肝	169.5	白鲳鱼	238.1	菜花	24.9	橘子	3.0
面条	19.8	牛肝	169.5	鲢鱼	202.4	雪里蕻	24.4	桃子	1.4
白米	18.1	鸭心	146.9	乌鱼	183.2	香菜	20.2	枇杷	1.3
糯米	17.7	猪肺	138.7	鲨鱼	166.8	芥蓝菜	18.5	西瓜	1.1
面粉	17.1	鸡胸骨	137.4	海鳗	159.5	空心菜	17.5	鸭梨	1.1
小麦	12.1	猪肾	132.6	草鱼	140.3	蒿子秆	16.3	葡萄	0.9
米粉	11.1	猪肚	132.4	虾	137.7	小黄瓜	14.6	凤梨	0.9
芋头	10.1	鸡心	125	鲤鱼	137.1	茄子	14.3	石榴	0.8
高粱	9.7	瘦猪肉	122.5	鳝鱼	92.8	菠菜	13.3		
玉米	9.4	鸭肠	121.0	乌贼	89.8	大葱	13.0		
小米	7.3	羊肉	111.5	螃蟹	81.6	白菜	12.6		
马铃薯	3.6	兔肉	107.6	鱼丸	63.2	包菜	12.4		
荸荠	2.6	牛肉	83.7	海蜇皮	9.3	盖菜	12.4		
甘薯	2.4	牛肚	79.0	海参	4.2	芹菜	12.4		
		猪脑	66.3			丝瓜	11.4		
		猪皮	29.8			苦瓜	11.3		
		猪血	11.8			榨菜	10.2		
						胡萝卜	8.9		
						苋菜	8.7		
						青椒	8.7		

常见食物中嘌呤含量　　单位：毫克 /100 克

豆类及豆制品		蛋奶类		硬果坚果类		其他	
食物	含量	食物	含量	食物	含量	食物	含量
黑豆	137.4	奶粉	15.7	花生	96.3	香菇	214.5
黄豆	116.5	皮蛋黄	6.6	白芝麻	89.5	银耳	98.9

豆类及豆制品		蛋奶类		硬果坚果类		其他	
豌豆	75.7	鸡蛋白	3.7	腰果	80.5	酱油	25.0
绿豆	75.1	鸭蛋白	3.4	黑芝麻	57.0	番茄酱	3.0
豆干	66.5	鸭蛋黄	3.2	莲子	40.9	蜂蜜	1.2
熏干	63.3	鸡蛋黄	2.6	栗子	34.6		
杂豆	57.0	皮蛋白	2.0	瓜子	24.2		
红豆	53.2	牛奶	1.4	杏仁	11.7		
豆芽菜	14.6			龙眼干	8.6		
				核桃	8.4		
				黑枣	8.3		
				红枣	6.0		
				葡萄干	5.4		

第十三章

骨质疏松

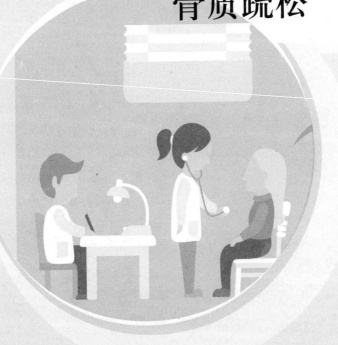

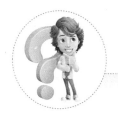

86. 什么是骨质疏松症？

骨质疏松症是一种骨量减少、骨结构破坏、骨强度下降、骨脆性增加并容易导致骨折的全身性骨骼疾病，多见于绝经后女性和老年男性。骨质疏松的骨骼在显微镜下呈蜂窝状，空隙比正常健康的骨骼更大。筛孔越多，骨骼就越脆弱，更容易出现骨折。

正常的骨基质　　骨质疏松

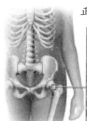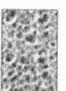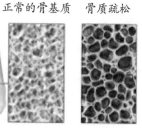

中国营养学会推荐钙剂和维生素 D 摄入量

50 岁以上的成年人

每日需要 800 毫克钙，400 IU 维生素 D

50 岁以上（含）的成年人

每日需要 1 000 毫克钙，400 IU 维生素 D

65 岁以上（含）的成年人

每日需要 1 000 毫克钙，600 IU 维生素 D

　　骨质疏松症的特征性表现主要有腰背疼痛、驼背、身高变矮和骨折，但有许多骨质疏松症患者在疾病早期常无明显的感觉，当出现骨折时，骨质疏松症已经发展到较严重的地步。骨质疏松性骨折是脆性骨折，通常在日常负重、活动、弯腰和跌倒后发生，常见的骨折部位是腰背部、髋部和手臂。

　　诊断骨质疏松症，要到医院进行专业的骨密度测试，骨密度T值高于 −1，表示骨密度正常，属于骨骼健康范围；骨密度T值在 −1 和 −2.5 之间，表示低于正常范围，属于骨量减少阶段；骨密度低于 −2.5，表示已经患有骨质疏松症。

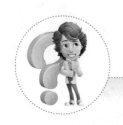

87. 哪些人容易患骨质疏松症？

　　有些人比普通人更容易患骨质疏松症，影响骨质疏松发生的原因很多，有的是无法控制的，而有的是可以改变的，以下是容易患骨质疏松症的高危人群：

　　（1）老年人，一个人在不同年龄段都可能出现骨质疏松症，但老年人比年轻人更容易出现；

　　（2）绝经的女性或卵巢切除后的女性；

　　（3）母亲患有骨质疏松症，尤其是发生过髋部骨折的子女；

　　（4）低体重者，体重指数小于 19 千克／米^2，身材瘦小的人更容易患骨质疏松症；

（5）性激素低下者；

（6）生活方式不健康者，如吸烟、过度饮酒或咖啡、体力活动少的人；

（7）饮食中钙和/或维生素D缺乏（光照少或摄入少）者；

（8）有影响骨代谢的疾病或服用影响骨代谢的药物的人。

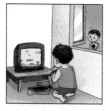

体力活动少

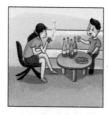

吸烟与过度饮酒

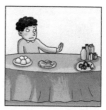

饮食中钙摄入不足

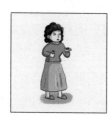

服用影响骨代谢
的药物

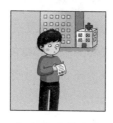

患有影响骨代谢
的疾病

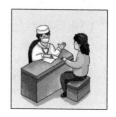

性激素低下

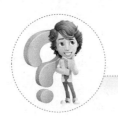

88. 骨质疏松症的危害不可忽视

　　骨质疏松症发生是悄无声息的，轻度时没有明显感觉，大家都不太关注，但到发生骨折时，对健康已经造成严重的危害，因此骨质疏松症被人们称为健康的"沉默杀手"，骨质疏松症对健康的危害大家不可忽视：

　　（1）疼痛难受：疼痛是骨质疏松症最常见的症状，以腰背痛多见，其次是肩背、颈部或手腕和踝部疼痛。疼痛可发生于坐位、立位、卧位或翻身时，随着病情发展全身骨骼疼痛难受，降低生活质量。

　　（2）驼背使身体功能受到限制：骨质疏松会导致脊椎压缩变形，使身高变矮，形成驼背，造成胸廓变形，患者会出现胸闷、气短、呼吸困难等症状，使身体功能大大受到限制。

　　（3）骨折降低生活质量，增加死亡风险：骨质疏松患者轻微的外力或跌倒就有可能发生骨折，有时甚至翻身和轻微咳嗽都会引起肋骨骨折或椎骨骨折。据统计 1/3 女性和 1/5 的男性会在 50 岁后遭遇一次骨折，50% 的人在遭受 1 次骨质疏松骨折后会遭受第 2 次骨折，20% 的髋部骨折在骨折后 6 个月内死亡。此外，骨质疏松骨折治疗难度大，医疗费用高，给家庭和社会带来沉重的负担。

 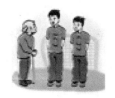

腰酸背痛　　　　　身高缩短　　　　　易发生骨折

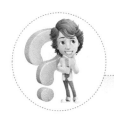

89. 健康的生活方式有助于预防骨质疏松症

人体中的钙有 99% 在骨骼和牙齿里，钙是决定骨骼健康的关键元素。35 岁左右，人体骨量达到最高值，此后随着年龄增长，骨量开始流失并不可逆转，如果不注意及时"储备"骨量，就会导致骨质疏松症的发生。因此预防骨质疏松越早越好，以下健康的生活方式有助于您远离骨质疏松症，预防骨折。

（1）合理膳食，注意补充钙和维生素 D：食物多样，多吃新鲜蔬菜和水果，吃富含钙和维生素 D 的食物，如牛奶、奶制品、虾皮、动物骨、豆类及制品、海鱼等，同时根据需要适量补充钙和维生素 D 制剂。

（2）加强锻炼，强身健骨：每周至少 150 分钟有氧锻炼，如快走、慢跑、游泳等；每周 2～3 次抗阻力肌肉力量锻炼，如采用举哑铃等其他重物，可以锻炼肌肉，强健骨骼。

（3）戒烟限酒：不要吸烟，尽量少饮酒。

（4）增加日照时间：平均每天至少接受 20 分钟日照。

（5）预防跌倒：选择鞋跟矮而稳固、有防滑鞋底的鞋；家居环境安全，有良好照明，确保地毯稳固并移除小地毯，坐厕和浴缸设扶手及使用防滑垫。